AF636552

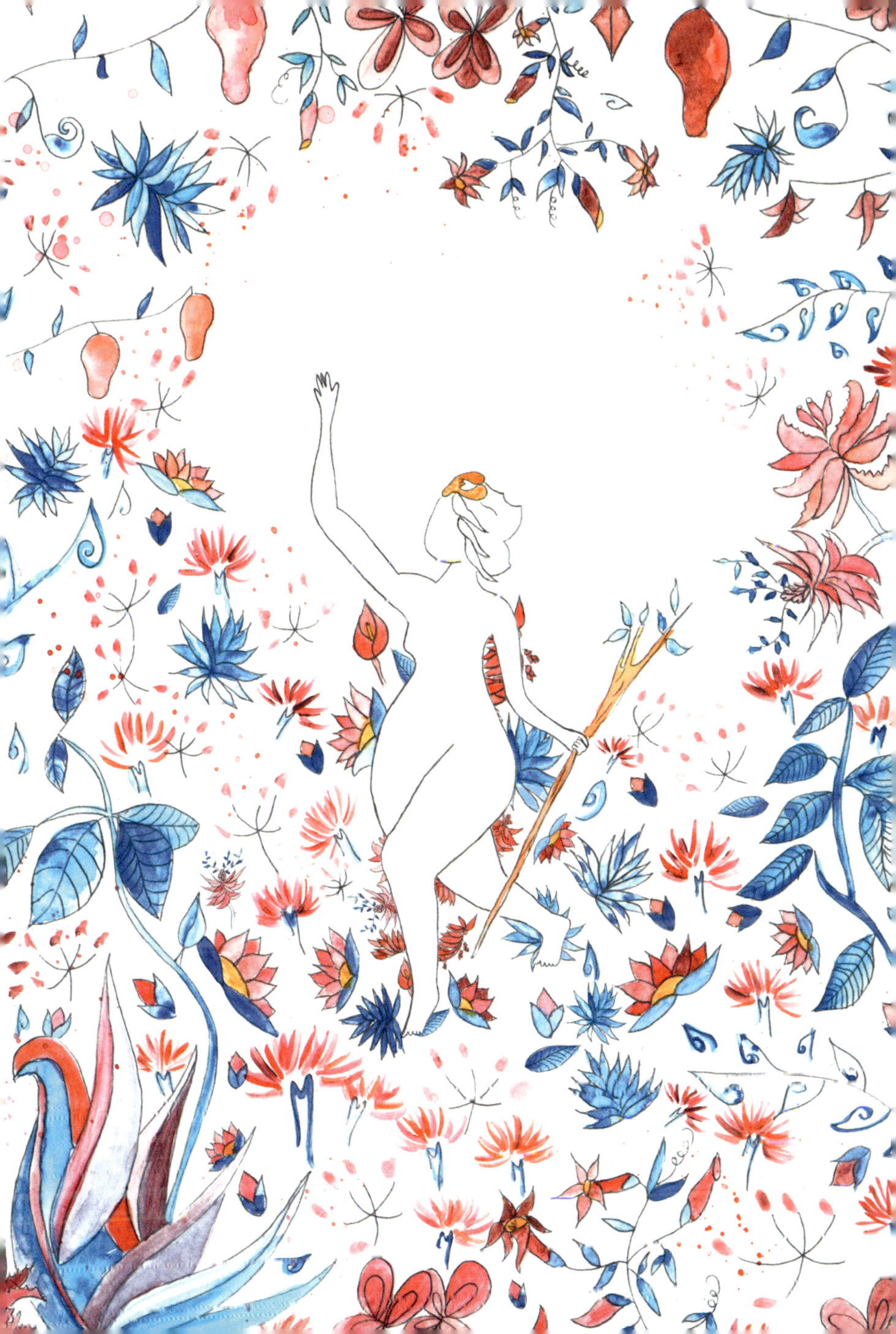

© Verlag Antje Kunstmann GmbH, München 2022
© der Originalausgabe: Better Call Julia 2019, mit freundlicher Unterstützung der Agentur Agence Deborah Druba
Titel der Originalausgabe: Le petit guide de la masturbation féminine
Druck und Bindung: CPI – Clausen und Bosse, Leck
ISBN: 978-3-95614-487-5

Julia Pietri

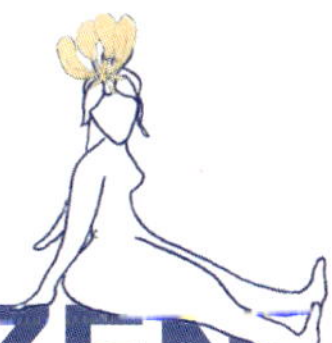

MIT FINGERSPITZEN-GEFÜHL

KLEINE ANLEITUNG ZUR WEIBLICHEN MASTURBATION

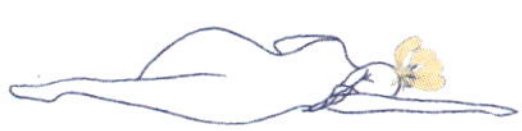

Aus dem Französischen
von Sina de Malafosse

Verlag Antje Kunstmann

1 Frauen sprechen selbst am besten darüber

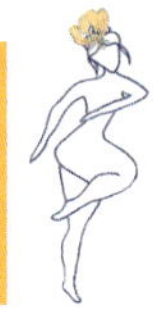

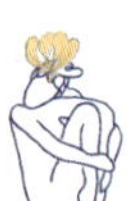

2 Erste Male

3 Sex, Lügen, Verrat und Gräuel

4 Die Klitoris, Blüte der weiblichen Lust

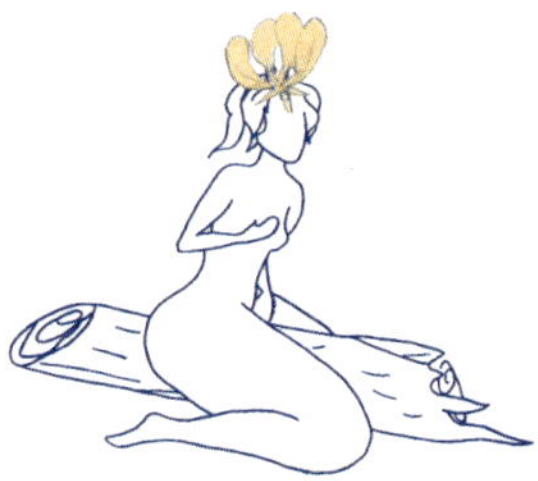

5 Die Kunst der Masturbation

6 Orte im Internet, die uns Gutes tun

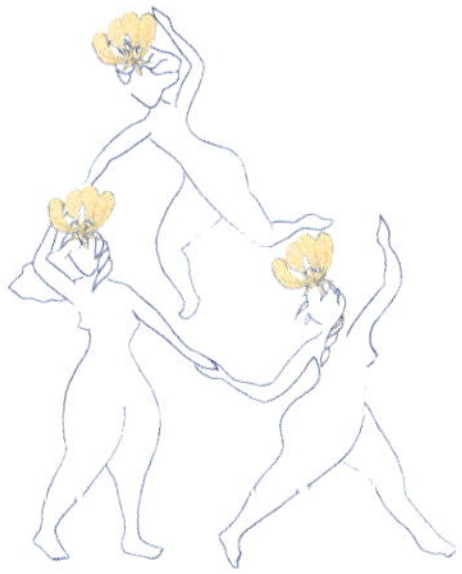

7 Es lebe die Klitorisrevolution!

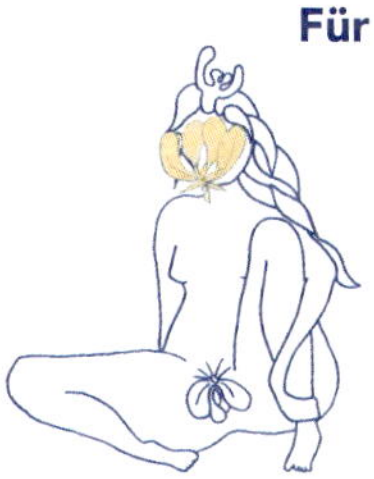

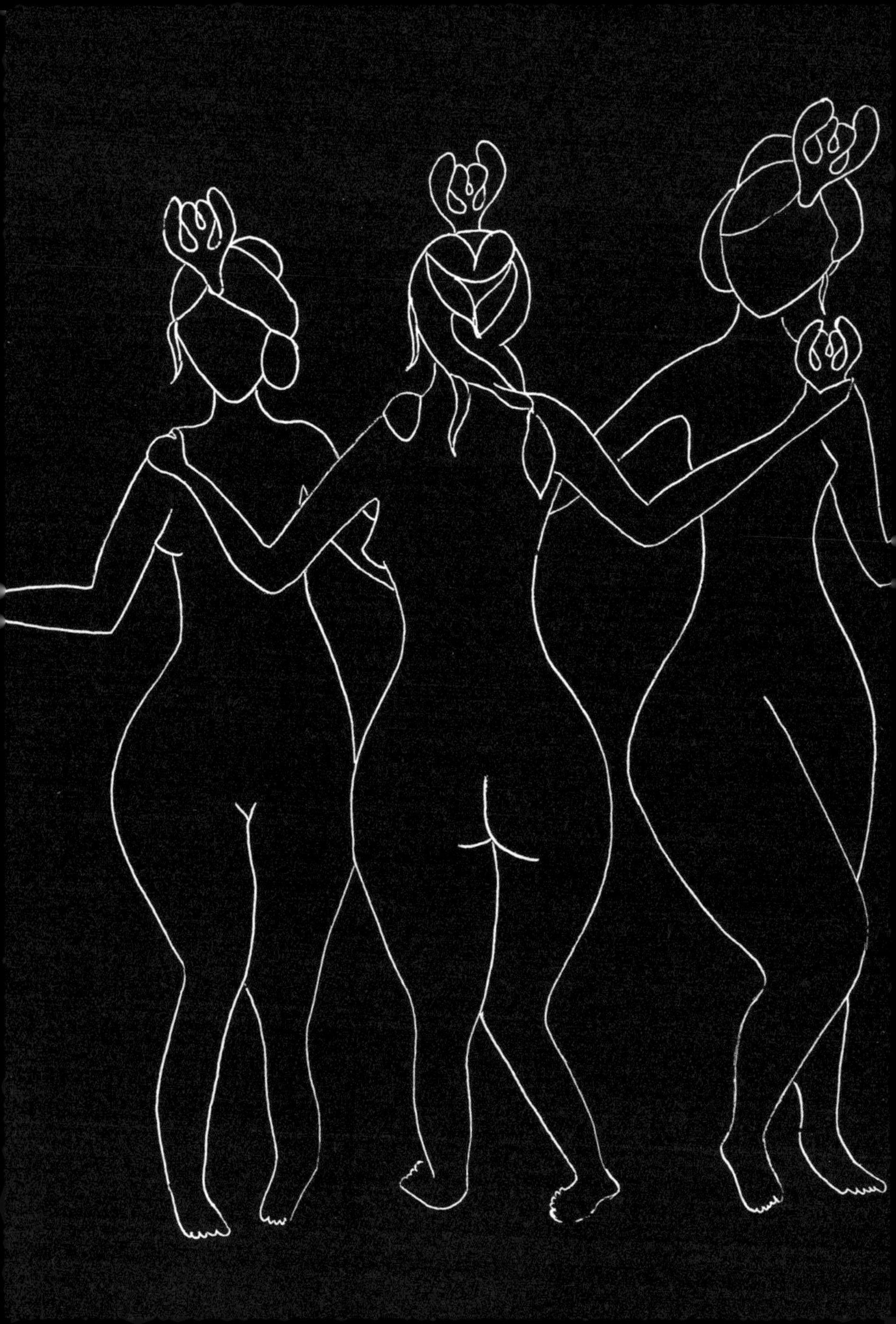

BONJOUR, LIEBE LESER:INNEN!

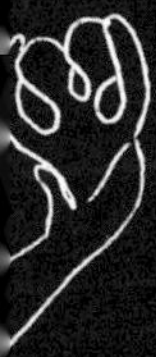

In Frankreich ist dieses Buch inzwischen ein Bestseller.
20.000 verkaufte Exemplare im Selbstverlag sind ein gewaltiger Erfolg, oder nicht? Und dass mein Buch nun in andere Länder reist … einfach unglaublich.

Vor allem, da in Frankreich niemand dieses Buch verlegen wollte, als ich es 2018 zur Veröffentlichung anbot. Ich kann mich noch gut erinnern, wie beim Begriff »weibliche Masturbation« alle zurückschreckten. Heute hat sich die Lage verändert, wir haben uns verändert! Ich bin froh zu sehen, dass diese feministische Revolution die Welt erobert.

Wir müssen weiter die Mythen des Patriarchats auflösen, uns mit Kraft und Stolz weiter befreien. Ich bin überzeugt, dass jetzt Schwung in unsere gemeinsame Sache kommt. Wir dürfen nicht aufgeben!

Ich bin überzeugt, dass wir bei uns selbst beginnen müssen,
Dass unsere Wandlung die Welt verändert.
Wir müssen auseinandernehmen und wieder zusammensetzen,
Uns selbst auseinandernehmen und wieder zusammensetzen.
Heute habe ich keine Angst mehr vor der Angst.
Trauen wir uns, Raum einzunehmen,
Trauen wir uns, unseren Platz einzunehmen.
Ich wünsche euch viel Spaß beim Lesen.

Julia Pietri, 2022

Als Frau fordere ich, dass meine Andersartigkeit wahrgenommen wird, dass ich nicht gezwungen werde, mich an das männliche Modell anzupassen.

Simone Veil

Ihr seid fantastisch ... DANKE

Die Befragung, die ich für dieses Buch durchgeführt habe, wurde, in Form von anonymen Fragebogen, vor allem über Instagram verbreitet.

Die Zahlen, Statistiken und Stimmen, die ich in diesem Buch zusammengetragen habe, sind das Ergebnis der Auswertung von mehr als 6000 Rückmeldungen. Ich versuche, einen repräsentativen Ausschnitt von dem weiterzugeben, was ihr mir anvertraut habt, damit sich in diesem Buch alle Frauen wiederfinden. Ein Buch von Frauen für Frauen.

Ich habe in den Umfragen bewusst darauf verzichtet, nach dem Alter und der sexuellen Orientierung der Frauen zu fragen. Vielmehr interessierten mich ihre Empfindungen, Gefühle und Eindrücke, ihre Intuition, ihre Bewertungen und Neigungen.

So viele von euch haben die Befragung in den sozialen Netzwerken geteilt, tausend Dank dafür! #gangduclito #gangofclito #klitogang

Wie die Idee zu diesem Buch entstand

1998 ! Wie bitte? Mir blieb beinahe das Herz stehen … Ich habe mit diesem Buch nach einem ziemlichen Schock begonnen, nach einer gewaltigen mentalen Klatsche, an dem Tag, als ich erfuhr, dass die Klitoris ERST 1998 richtig entdeckt wurde. Oh nein, das ist kein Tippfehler. Die erste wirklich exakte anatomische Darstellung der Klitoris stammt von 1998! Zum Vergleich: Im selben Jahr kam Viagra auf den Markt. Man wusste also schon, wie man männliche Erektionsprobleme löst, als man das weibliche Lustorgan gerade erst in seiner Gänze beschrieben hatte. Noch während ich diese verblüffende Information verdaute, wurde mir bewusst, dass wir im Hinblick auf die weibliche Sexualmedizin immer noch in der Steinzeit leben.

Niemand hat mir je mitgeteilt, dass ich eine Klitoris habe! Wir leben in einer Welt, die 1969 zum Mond geflogen ist, in einer Gesellschaft, die plant, 2024 auf dem Mars zu landen, aber unser Wissen über das weibliche Genital ist im Jahr 2021 immer noch vorsintflutlich. Wir leben in einer Welt, in der es mehr wissenschaftliche Aufsätze über das Sexualleben von Elefanten gibt als über die menschliche Klitoris.

Ein Buch über weibliche Masturbation zu schreiben, ist aktivistisch, und es in Farbe zu tun, ist politisch. Politisch, weil wir das Recht auf eine gleichberechtigte sexuelle Erziehung und Sexualmedizin einfordern müssen. Aktivistisch, weil die Klitoris, ein organischer Teil der weiblichen Sexualität, die große Unbekannte des 21. Jahrhunderts ist.

Warum ich dieses Buch geschrieben habe

Mein Buch über weibliche Masturbation ist ein Schrei nach Liebe, eine Hymne auf Schwesternschaft. Ich habe es geschrieben, damit jede Frau sich ihre Sexualität ohne Hemmungen neu erschließen kann. Um die echte Anatomie der Klitoris allgemein zugänglich zu machen. Damit niemand mehr an unserer Stelle spricht. Um den Mythos des vaginalen Orgasmus zu zerstören. Um an die Erotisierung der weiblichen Masturbation in Pornofilmen infrage zu stellen. Um von einem einsamen Vergnügen zu erzählen, das niemand einzugestehen wagt. Um mit den vorherrschenden Vorstellungen von Frigidität aufzuräumen. Um den Betrug in unseren Schulbüchern aufzudecken. Um Freud und seiner Vision vom weiblichen Orgasmus eins mitzugeben. Um die vorherrschenden phallozentrischen Vorstellungen in der Luft zu zerfetzen. Um die Beschneidungen anzuprangern, die es auch in den europäischen Kulturen noch bis 1930 gab. Um die kommenden Generationen von Frauen und Männern zu schützen und auf den gewaltigen Rückstand in der weiblichen Sexualmedizin aufmerksam zu machen.

Als Teenager hätte ich es großartig gefunden, wenn es ein solches Buch schon gegeben hätte. Ein Buch mit 140 Seiten für und über die weibliche Lust. Offen über weibliche Masturbation zu sprechen, bedeutet meiner Ansicht nach, die Welt weiterzudrehen, **denn eine Frau, die ohne Scham masturbiert und sich selbst verwöhnt, ist eine freie Frau.** Ich schreibe deshalb für alle Frauen, für alle jungen Mädchen, die nach uns kommen. Ich schreibe für alle Männer, die uns lieben.

Ich möchte allen Frauen und Männern danken, die auf meine Online-Befragung geantwortet haben, all denen, die mir ihre Geheimnisse anvertraut haben, die mit mir ein Stück Intimsphäre geteilt und mir so ermöglicht haben, dieses Buch zu schreiben. Ich habe mich bewusst entschieden, in meinem Buch keine Expert:innen zu Wort kommen zu lassen und meine Recherche nur auf eure Erfahrungsberichte zu stützen.

Die Magie sitzt in euren Fingerspitzen! Es lebe die Klitorisrevolution!
Dieses Buch soll das Buch aller Frauen sein.

Von Frauen. Für Frauen.
It's not a legend.

Julia Pietri

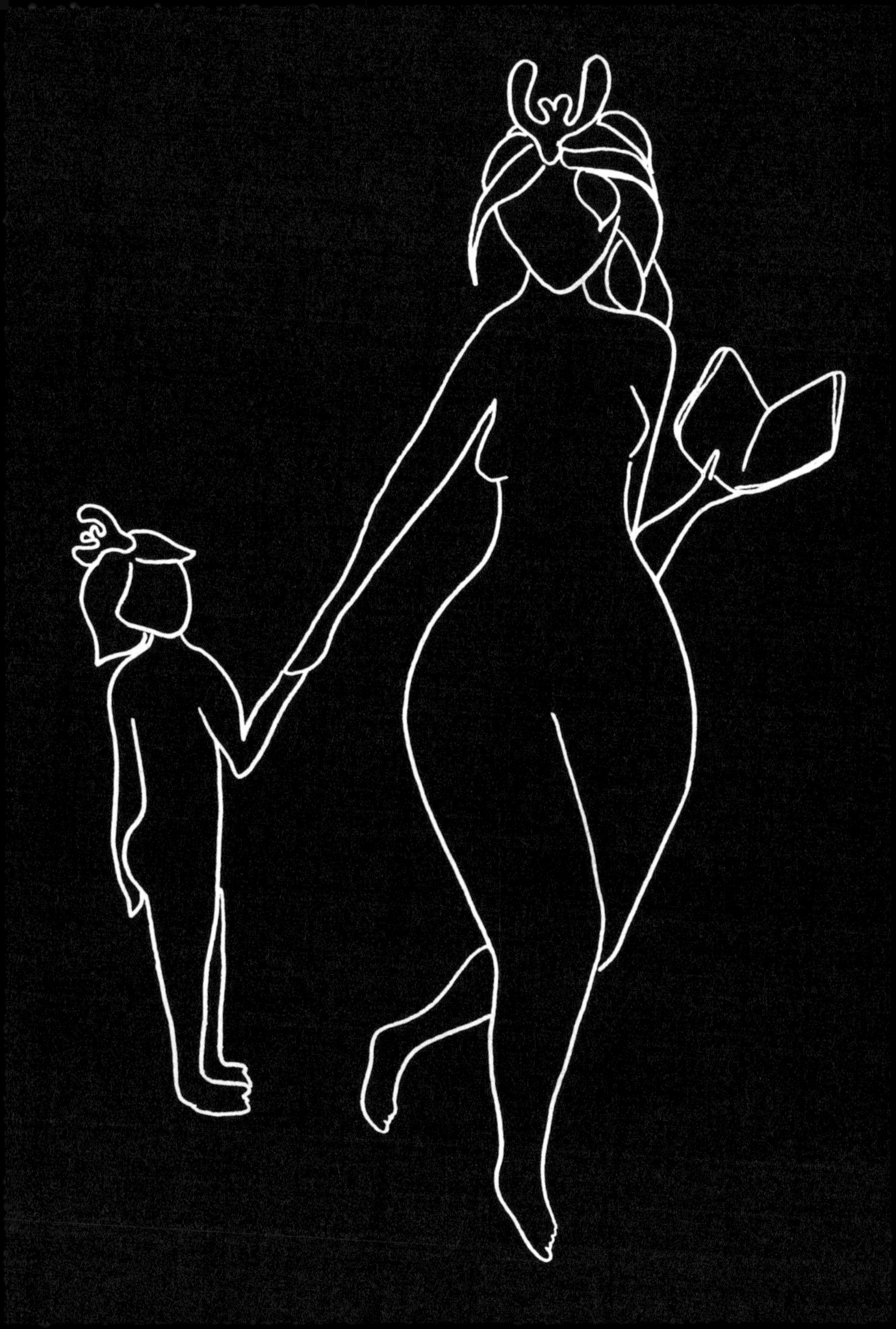

1

FRAUEN SPRECHEN SELBST AM BESTEN DARÜBER

»Wir sind auf dem Weg zum Mond. Das ist nicht weit. Der Mensch muss auf dem Weg in sich selbst sehr viel weiter gehen.«

Anaïs Nin

Wozu dient Selbstbefriedigung?

Sie dient dem körperlichen Wohlbefinden, dem Abbau von Hemmungen und Stress, der Selbsterkundung … Masturbation dient der eigenen, intensiven Lust, sie ist eine leidenschaftliche Romanze mit sich selbst.

Sie hilft auch dabei, zu entspannen, loszulassen und in den Schlaf zu finden. Sie ist geeignet, Fantasien zu erfüllen, kann aber auch Kopfschmerzen lindern oder sogar ganz vertreiben. Wenn wir unseren Körper gut kennen, denke ich, kann Masturbation zu einem wahren inneren Barometer werden.

Sie steht für einen Moment, der nur uns gehört, eine intime Erfahrung, die uns ermöglicht, uns zu finden, uns auszuprobieren, uns kennen und lieben zu lernen. Vergessen wir nicht, dass dies die einzige sexuelle Beziehung ist, die wir unser ganzes Leben lang führen. Ich bin überzeugt, dass Masturbation der Selbstbestätigung und Selbstvergewisserung dient. Masturbation, das ist Liebe machen, nur mit uns selbst. Wie der Sex zu zweit hat auch die Masturbation eine wohltuende Wirkung, die über das sexuelle Vergnügen hinausgeht. Durch sie lernt man den eigenen Körper kennen, stellt fest, was man mag und was man weniger mag. Durch sie machen wir uns unseren Körper zu eigen; wir erfahren, wie wir anatomisch aufgebaut sind, wie sich unsere Haut anfühlt – eine Voraussetzung, um zu verstehen, wie wir funktionieren. Zu Masturbieren bedeutet auch, sich Zeit zu nehmen, nur für sich selbst. Aus meiner Sicht führt das den Gedanken der englischen Schriftstellerin Virginia Woolf weiter, die erklärte, man solle »ein Zimmer für sich allein« haben, um ungestört von den anderen Familienmitgliedern schreiben zu können. Eure Erfahrungsberichte haben mir gezeigt, dass einige Frauen leider Angst vor ihrem Körper haben, manche sogar Ekel vor ihm empfinden, was zu echten Blockaden bei der Selbstbefriedigung führen kann. Liegt es daran, dass unsere Sexualorgane größtenteils im Körperinneren liegen? Das Verhältnis, das wir zu unserem Körper haben, spiegelt sich in unserem Verhältnis zur Masturbation, denn beim Masturbieren haben wir eindeutig ein »Verhältnis« mit uns selbst.

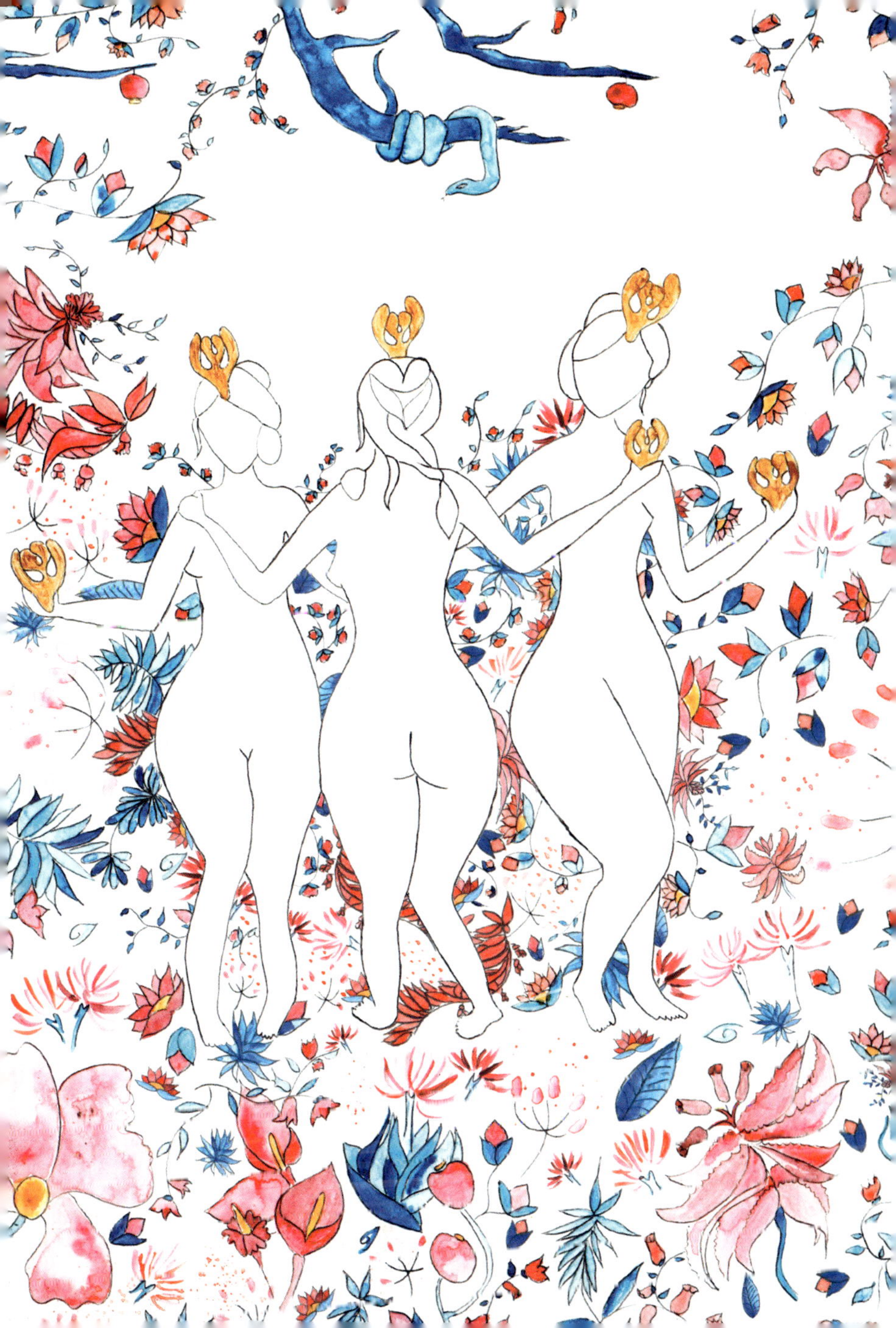

Ich masturbiere, also bin ich?

6345 x Danke! Das ist die Zahl der Antworten, die ich im Lauf eines Monats zugeschickt bekommen habe. Nächtelang habe ich von euren Erlebnissen gelesen und eure Geständnisse analysiert, um eure wertvollen Beiträge möglichst repräsentativ wiederzugeben.
Ihr habt das Wort:

»Mein Körper entspannt sich, er weiß, dass er Lust erfahren wird. Ich richte mich in meiner Umgebung ein, Bequemlichkeit ist mir wichtig. Ich wechsle von einer Zone zur anderen, um sie hart zu machen.«

»Die Lust kommt in Wellen, die Härchen stellen sich auf, mein ganzer Körper vibriert. Es steigt von meinen Zehenspitzen in meinen Unterbauch, und dann kommt das Feuerwerk.«

»Es ist der intimste Moment der ganzen Woche. Ich konzentriere mich ganz auf mich.«

»Masturbation ist für mich unerlässlich, um sich wohlzufühlen und ein positives Bild vom eigenen Körper zu haben.«

»Schafft Vertrauen in mich selbst in den Beziehungen zu anderen, auch in den sexuellen.«

»Ich fühle mich weiblicher, weil ich masturbiere und dazu stehe.«

»Ich habe Kontrolle über meine Lust und lebe sie so lange aus, wie ich will. Es ist ein Weg, Liebe mit sich selbst zu machen.«

»Masturbation kann meiner Meinung nach sehr zum Glück und zur persönlichen Entwicklung beitragen.«

»Ich wollte nur sagen, dass ich schon von ganz klein auf masturbiere. Meine erste Kindheitserinnerung ist, wie ich in Unterhose mit meinem Teddy zwischen den Beinen dasitze.«

»Meine Klitoris ist eine Klitoris.«

»Masturbation ist das beste Schlafmittel! Ich habe noch nie so gut geschlafen wie nach dem ersten Mal, als ich masturbiert hatte. Schade, dass ich es nicht ausprobiert habe, bevor ich 22 war, das hätte mir so einige schlaflose Nächte erspart!«

»Ich habe Selbstbefriedigung sehr spät entdeckt, ich dachte, dass es damit getan sei, sich zu fingern und zu warten, dass es kommt. Später habe ich meine Klitoris entdeckt, und da habe ich es verstanden.«

»Selbstbefriedigung ist etwas Schönes, Persönliches, Wertvolles und Lehrreiches.«

»Ich habe lange Zeit meine Jungfräulichkeit bewahrt und meinen Körper von innen und außen gründlich erforscht, bevor ich ihn mit jemandem geteilt habe.«

»Masturbation ist ein schöner Beweis für die Liebe, die man sich selbst entgegenbringt. Uneingeschränkt zu empfehlen.«

»Ich weiß nicht, wie das bei anderen Frauen ist, aber ich komme mit gestreckten Beinen viel leichter zum Orgasmus.«

»Mit meinen Freunden sprechen wir viel über Sex, aber komischerweise nie über weibliche Selbstbefriedigung.«

»Ich masturbiere, wenn ich Kopfschmerzen habe oder meine Tage, das tut mir wahnsinnig gut.«

»Ich empfehle Yoni Eggs, um den Beckenboden zu trainieren und die Lust zu steigern.«

»Sie ist Teil meines Sexuallebens und meines inneren Gleichgewichts. Sie hat mir geholfen, in Einklang mit mir selbst zu kommen.«

»Ich weiß nicht, wie ich es machen soll. Ich bin gehemmt, weil es mir so vorkommt, als würde es bei den meisten Frauen klappen, nur bei mir nicht.«

»Masturbiert, Mädels. Das macht schön, fröhlich, entspannt und hebt die Stimmung!«

»Liebe deine Muschi, und deine Muschi wird dich lieben!«

»Sie ist ein Rückzugsort, ein Mittel, um mit sich selbst wieder Kontakt aufzunehmen.«

»Ich masturbiere auch zum Einschlafen und um Kopfschmerzen loszuwerden.«

»Ich habe Angst, es zu geil zu finden, mich selbst zu befriedigen und dann keine Lust mehr auf Sex zu haben.«

Die Suche nach dem Orgasmus

Was ist ein Orgasmus? Wie lange dauert ein Orgasmus? Wie weiß man, ob man einen Orgasmus hatte? – Häufig gestellte Fragen aus euren Erfahrungsberichten. Ich versuche, sie so genau wie möglich zu beantworten.

Die Suche nach dem Orgasmus ist kein Wettkampf. Es geht nicht um Leistung! Masturbation ist kein Sport … Ich würde sagen, Masturbation ist Kunst.

Unser Körper spricht mit uns, und um uns besser zu verstehen und ein erfülltes Solo-Sexualleben zu haben, genügt es oft, ihm zuzuhören.

Das Wörterbuch definiert den Orgasmus als den Höhepunkt der sexuellen Lust, der sich durch intensive körperliche Empfindungen auszeichnet. Die Gynäkologin Odile Buisson definiert den Orgasmus als eine Reaktion im Gehirn auf ein Lustobjekt. Den Orgasmus mithilfe des Wörterbuchs zu bestimmen, ist recht schwierig und zu kurz gefasst, denn man müsste auch definieren, was intensive Empfindungen sind. Da ich Klischees und Stereotype unbedingt vermeiden möchte, kommen wir dem Orgasmus meiner Ansicht nach am besten auf die Spur, indem wir euch zu Wort kommen lassen. Denn ich denke, dass die Wahrheit in uns selbst zu finden ist. Jede von uns beschreibt und empfindet Orgasmen anders. Hören wir uns also zu …

»Kann Zuckungen auslösen, Gänsehaut, ein Gefühl der Lähmung in den Gliedmaßen.«

»Wenn ich einen Orgasmus kommen spüre, gebe ich mich dem Gefühl hin, und mein Körper macht seine Sache.«

»Befreiung. Wie ein Bogen, den man spannt, bevor man loslässt und den Pfeil losschickt.«

»Wie ein Elektroschock.«

»Ich fühle das Gewicht meines Körpers nicht mehr. Alles ist leicht!«

»Ein spitzer Orgasmus, der scharf hochsticht.«

»Manchmal reagiert mein Körper ein wenig lahm, dann erzwinge ich den Orgasmus, aber dann ist er nicht sehr stark.«

»Wenn mein Körper vor Lust kribbelt, wenn die kleinsten Berührungen und Gedanken mich zittern und feucht werden lassen.«

»In manchen Stellungen laufen die Lustwellen durch meine Beine, meinen Bauch und lassen Schmetterlinge bis in meine Brust fliegen.«

»Wie ein juckender Mückenstich, nur tausendmal besser.«

»Ich hatte noch nie einen Orgasmus. Ich versuche es, aber ich schaffe es nicht.«

»Es steigt und steigt, mein Gehirn schaltet ab, und eine Welle der Lust fließt ganz tief durch mich hindurch.«

»Sehr effizient, wenn man Regelschmerzen lindern will.«

»Es hat eine Weile gedauert, bis ich meinen Körper verstanden habe, das braucht Zeit, aber je älter ich werde, desto besser sind meine Orgasmen.«

Multiple Orgasmen

Die Klitoris kann mehrere Orgasmen in schneller Folge hintereinander schenken. Das nennt man multiple Orgasmen oder auch Multiorgasmen. Ihr habt es begriffen, es geht darum, mehrere Orgasmen nacheinander zu haben. Der Abstand zwischen den einzelnen Orgasmen hängt von verschiedenen Faktoren ab, wie unserer Erregung, unserer Müdigkeit, unserer aktuellen mentalen Verfassung und auch davon, wie gut wir unseren Körper kennen.

Nicht jede Klitoris ist gleich empfindlich. Ich habe ein paar Erfahrungsberichte gelesen, die bestätigen, dass manche sogar hypersensibel und sehr schmerzempfindlich sind. Dabei konnte ich nicht feststellen, ob der Schmerz immer der Sensibilität der Klitoris oder einer schnell reizenden Masturbationstechnik zuzuschreiben ist. Ich erinnere daran, dass jede Frau anders ist, also auch jede Klitoris. Jede hat ihr eigenes Tempo, es gibt keine Regel.

Nach dem Höhepunkt fällt die Erregung wieder ab. Doch im Gegensatz zu Männern haben wir die Superkraft, uns schnell wieder »neu aufladen« zu können! Wir können weitermachen und uns mehr Orgasmen schenken!

Wie viele Orgasmen schafft ihr?

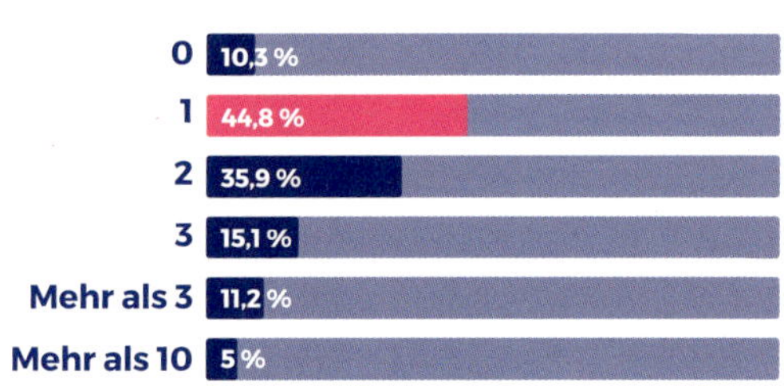

Euren Erfahrungsberichten nach schaffen es die meisten Frauen leicht auf drei Orgasmen hintereinander, andere schaffen zwei, andere mehr als zehn. Zwischen den Orgasmen liegt eine Ruhepause, deren Länge von Frau zu Frau verschieden ist. Manche Frauen können nach einer Minute Pause den nächsten Orgasmus bekommen, andere erst nach zehn Minuten.

»Meine Technik seit der Kindheit ist schnell und intensiv. Ich kann sie problemlos wiederholen und mehrere Orgasmen nacheinander haben.«

»Meine Orgasmen sind unterschiedlich lang, und oft schenke ich mir mehrere, je nachdem, welche Szenen ich mir vorstelle.«

»Ich verbringe manchmal ganze Nachmittage damit, mit einem Sexspielzeug zu masturbieren. Dabei lege ich nach jedem Orgasmus eine zehnminütige Pause ein.«

»Einmal habe ich vier Orgasmen geschafft!«

»Wenn ich erst mal einen Orgasmus hatte, kann ich viele weitere dranhängen!«

»Es kommt vor, dass ich zwei Stunden im Bett verbringe und mich dabei mindestens zehn- bis fünfzehnmal zum Kommen bringe.«

»Je erregter meine Klitoris mit jedem Orgasmus wird, desto tiefer und umfassender wird der nächste.«

»Ich habe oft einen ersten Orgasmus, der lang und leicht ist, und einen zweiten, der kurz und wahnsinnig intensiv ist. Ab dem dritten fange ich an, meine Klitoris innen zu spüren, und das fühlt sich richtig gut an! Eine richtige Droge.«

»Mir gelingen keine multiplen Orgasmen. Nur einer, dann bin ich nicht mehr erregt.«

»Manchmal verbringe ich den ganzen Tag damit, mich zum Kommen zu bringen! Zwischen fünf und zehnmal.«

Wie oft wir masturbieren

Viele von euch fragen mich danach, wie oft Frauen masturbieren. Sehr oft? Jeden Tag? Jede Woche? Masturbieren Frauen seltener oder öfter als Männer?

MUST KNOW

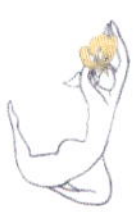

Schon gewusst?

Man nimmt an, dass nur 1,7 Prozent der Frauen im Beisein ihres Partners masturbieren, während es bei Männern 36,2 Prozent sind. Das sollte man ruhig mal probieren! Ich denke, es ist notwendig, vor seinem Partner zu masturbieren, um vom anderen zu lernen und umgekehrt. Wie soll man eine Frau zum Orgasmus bringen, wenn man sich nicht ihrer Klitoris widmet? Wie es das Kollektiv @wonderclito ironisch geschrieben hat: »Wenn du ein echter Mann bist, bring sie ohne deinen Schwanz zum Höhepunkt!«

Wie oft masturbiert ihr?

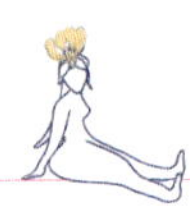

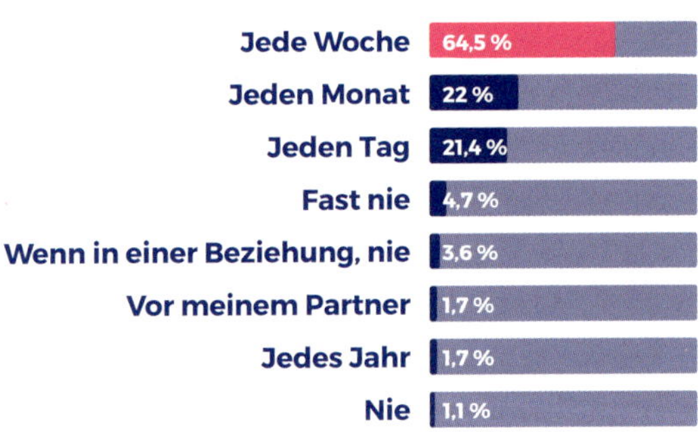

»Einmal habe ich es sogar im Büro versucht.«

»Zwischen dreimal täglich und einmal im Monat, das hängt von meiner Stimmung ab.«

»Früher habe ich nie masturbiert, aber seit ich es für mich entdeckt habe, hole ich auf, was ich verpasst habe.«

»Es gibt Phasen, da streichele ich mich jeden Tag.«

»Ich masturbiere viel öfter, wenn ich in einer Beziehung bin, weil meine Libido dann extrem ansteigt.«

»Im Durchschnitt nehme ich mir einmal wöchentlich Zeit zum Masturbieren.«

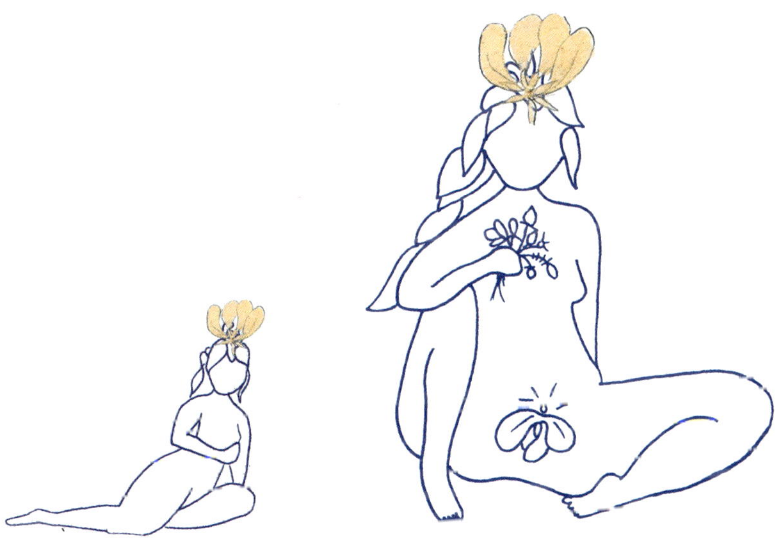

Das allererste Mal

An das allererste Mal kann sich wohl niemand wirklich erinnern, denn wir beginnen schon im Uterus damit, uns selbst zu befriedigen, also wenn wir noch in der fetalen Phase sind. Eine Studie mit 60 Ultraschallspezialisten hat gezeigt, dass manuelle Genitalstimulation von 70 Prozent der Ärzte relativ oft beobachtet wird.[1]

In welchem Alter habt ihr zum ersten Mal masturbiert?

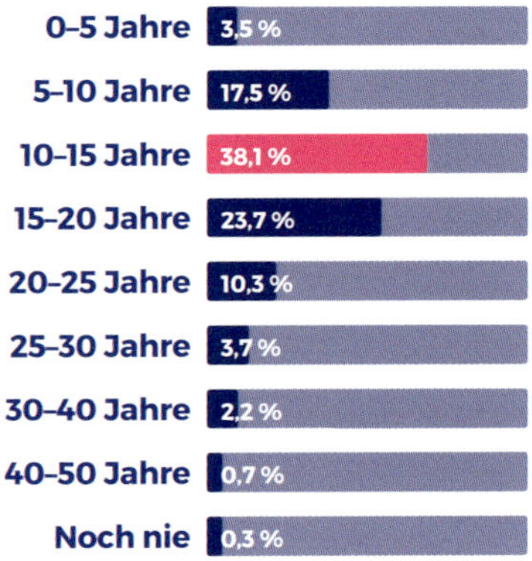

Die Umfrage, die ich mit euch für dieses Buch durchgeführt habe, zeigt, dass das Alter, in dem wir die weibliche Masturbation für uns entdecken, bei Weitem nicht bei allen dasselbe ist. Das Alter variiert hier stark, liegt aber meistens zwischen sechs und 25 Jahren. Wie ihr im Kapitel über das erste Mal sehen werdet, sind diese Altersunterschiede meiner Ansicht nach ein Symptom der Tabus, mit denen die weibliche Sexualität belegt ist, und die Folge der Förderung von Unwissenheit. Die Frauen werden mit dem Erlernen der Masturbation allein gelassen, wodurch ein großes Gefälle beim jeweiligen Wissensstand und bei der Sexualität entsteht.

1. Broussin, Bernard und Philippe Brenot: »Existe-t-il une sexualité du fœtus?«, *Contraception, fertilité, sexualité*, 23.11.1995, S. 696–698.

Praktiken und Varianten

Es gibt so viele verschiedene Arten zu masturbieren, wie es Frauen auf der Welt gibt! Zur Unterstützung ist es wichtig, sich zu informieren, aber Achtung: Vergesst nicht, dass unsere Masturbation nur für uns selbst da ist. Es ist also auch unsere Aufgabe herauszufinden, was uns guttut.

Ich habe euch nicht befragt, um eine Liste mit typischen Praktiken anzulegen, sondern um Frauen im Gegenteil ihre Hemmungen zu nehmen, indem ich zeige, wie verschieden unsere Gewohnheiten bei der Selbstbefriedigung sind. Jede Frau verschafft sich auf ihre persönliche Art und Weise Befriedigung und entwickelt, passend zu ihrem Körper und ihren Fantasien, ganz eigene Rituale.

Womit masturbiert ihr am häufigsten?

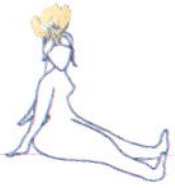

Hände	84,5 %	5,1 %	Kuscheltiere
Sexspielzeuge	34,4 %	3,7 %	Elektrische Zahnbürste
Duschkopf	24 %	2,3 %	Flasche
Kissen	15,1 %	2,3 %	Spiegel
Decke	11,1 %	1,4 %	Stühle
Laken	5,7 %	5,1 %	Sonstiges

Die weiblichen Rhythmen

Die Libido ist bei jeder Frau verschieden und hängt von unserem Hormonzyklus ab. Gibt es Phasen, in denen ihr mehr oder weniger erregt seid als in anderen? Eine wissenschaftliche Studie von Salvatore Caruso, Medizinforscher an der Universität Catania, hat gezeigt, dass der Menstruationszyklus und seine hormonellen Schwankungen tatsächlich einen Einfluss auf das Sexualverhalten der untersuchten Frauen haben, da sich, grob gesagt, zum Eisprung hin ihre sexuelle Aktivität steigert.[2]

Auch unsere mentale Verfassung, Müdigkeit, Stress, die Einnahme der Pille oder anderer Medikamente spielen eine Rolle. Jede von uns hat einen anderen Rhythmus, es ist also an uns, unseren Körper zu beobachten und auf ihn zu hören.

»Die Lust auf Masturbation verändert sich im Laufe meines Zyklus: Sie ist größer, wenn ich meine Tage habe oder meinen Eisprung!«

»Wenn ich meinen Eisprung habe, liebe ich es zu masturbieren, das ist Wahnsinn.«

»Seit ich die Pille abgesetzt habe, ist meine Libido viel stärker, also masturbiere ich viel öfter.«

»Meine Medikamente haben mir meinen Sexualtrieb komplett genommen. Als ich sie abgesetzt habe, hatte ich auch wieder Lust.«

»Kurz vor meinem 22. Geburtstag habe ich die Pille abgesetzt, meine Brüste sind um eine BH-Größe gewachsen, und meine Klitoris kitzelte. Ich habe versucht, mich zu streicheln, und bumm – ich war on fire!«

»Manchmal habe ich überhaupt keine Lust aufs Masturbieren. Am Anfang fand ich das komisch, doch dann habe ich verstanden, dass es nur eine Phase ist, die Lust kommt schnell wieder.«

2. Caruso, Salvatore et al.: »Do hormones influence women's sex? Sexual activity over the menstrual cycle«, *Journal of Sexual Medicine*, Oktober 2013, S. 211–221.

Transidentität

Wenn man »Transsexualität und Masturbation« googelt, merkt man schnell, dass die Informationen, die man dazu findet, leider erst mal mit Pornos zu tun haben. Es ist an der Zeit, sich für sexualmedizinische Studien einzusetzen, damit wir Zugang zu Informationen über die Funktionsweisen unseres Körpers bekommen.

Was ist das eigentlich, »transgender«?

Transgender ist jede Person, deren sexuelle Identität oder biologisches Geschlecht in der binären Einteilung in Mann und Frau nicht erfasst wird, die sich nicht mit ihrem Geburtsgeschlecht identifiziert oder die sich in einem Transformationsprozess befindet, um ihr geschlechtliches Erscheinungsbild mit ihrer geschlechtlichen Identität in Einklang zu bringen. Weitere Definitionen, die zum besseren Verständnis beitragen:

- **Transformation der Frau zum Mann:** ein Prozess, der mit einer hormonellen und chirurgischen Behandlung begleitet werden kann, aber nicht muss und bei dem eine Person, deren Geschlecht bei der Geburt als weiblich definiert wurde, zum Mann wird.
- **Transformation vom Mann zur Frau:** ein Prozess, der mit einer hormonellen und chirurgischen Behandlung begleitet werden kann, aber nicht muss und bei dem eine Person, deren Geschlecht bei der Geburt als männlich definiert wurde, zur Frau wird.
- **»Trans-Frau«** bezeichnet einen Transmenschen, der seinen bei der Geburt nicht als weiblich definierten Körper einer Transformation unterzogen hat.
- **»Trans-Mann«** bezeichnet einen Transmenschen, der seinen bei der Geburt nicht als männlich definierten Körper einer Transformation unterzogen hat.

Weitere Informationen: www.dgti.org

Wisst ihr, was eine Cisgender-Frau ist?

Eine Cisgender-Frau ist eine Frau, die in einem Frauenkörper geboren wurde und deren geschlechtliche Identität ihrem geschlechtlichen Erscheinungsbild entspricht. Ihre geschlechtliche Identität stimmt also mit dem bei der Geburt bestimmten Geschlecht überein.

Ich hoffe, dass unsere Kultur eines Tages das Konzept von geschlechtlicher Identität und die Frage nach ihr überwindet. Wir werden uns als Menschen denken und uns erst danach als Mann oder Frau bezeichnen. Dann werden die Begriffe cisgender und transgender überflüssig und sogar schädlich sein, da sie trennend sind, binär, und die Menschen in Kategorien einteilen. Doch noch sind sie leider notwendig.

Nach einem sexuellen Übergriff

Man darf die psychischen und körperlichen Folgen einer sexuellen Gewalttat nicht herunterspielen und sollte sich für den persönlichen Heilungsprozess wirklich Hilfe von Fachleuten holen. Frauen, die traumatische sexuelle Erfahrungen gemacht haben, müssen sich zur Selbstheilung ihren Körper wieder aneignen und dabei viele Hindernisse überwinden. Ich habe Erfahrungsberichte von Frauen erhalten, die Opfer sexueller Gewalt sind und mir anvertraut haben, dass Masturbation ein Mittel für sie sei, um an ihrem Verhältnis zur Sexualität zu arbeiten und sich Stück für Stück wieder mit ihrem Körper zu verbinden.

»Es war ein erster Schritt in Richtung meines Körpers und meiner Lust. Ich wurde als Kind missbraucht und habe dank der Selbstbefriedigung wieder Zugang zu meinem Körper gefunden.«

»Masturbation hat mir dabei geholfen, meine Lust wiederzuentdecken, nachdem ich sexuell missbraucht wurde.«

»Sie ist das beste Mittel, um sich mit seinem Körper verbunden zu fühlen und Traumata von sexuellen Übergriffen zu heilen.«

»Ich wurde Opfer einer Vergewaltigung. Masturbation ist ein wichtiges Mittel, um sich selbst zu verstehen und wieder Zugang zu seinem Körper zu finden.«

»Für mich war die Selbstbefriedigung entscheidend für meinen Heilungsprozess, nachdem ich vergewaltigt wurde. Durch sie habe ich wieder gelernt, meinen Körper und Sex zu lieben.«

Warnung für junge Mädchen

Die sexuelle Befreiung der Frau bedeutet nicht, dass unser Körper allen frei zur Verfügung steht. Es ist sehr wichtig, das Recht auf freie Selbstbestimmung nicht mit sexuellen Übergriffen und Gewalt zu verwechseln. Um unseren Körper zu verstehen, ist es unerlässlich, über Sexualität zu sprechen, aber niemand darf das ausnutzen. Es dürfen keine sexuellen Handlungen geduldet werden, die nicht unter beiderseitigem Einverständnis stattfinden. Ihr allein bestimmt über euren Körper. Ihr allein entscheidet. Weder eure Freunde noch euer Freund, eure Brüder, eure Eltern oder jemand Unbekanntes dürfen euch in Bezug auf eure Sexualität zu irgendetwas drängen. Es ist wichtig, jedes fragwürdige Angebot, jedes straffällige Verhalten zu melden. Diese Ratschläge sind aber kein Ersatz für professionelle Hilfe.

Ihr könnt kostenlos diese Nummer anrufen: **0800 22 55 530** (Hilfetelefon des Bundesministeriums für Familie)

»Ich habe Masturbation mit meinem Onkel kennengelernt. Es war ein Spiel. Er hat mir die Muschi gestreichelt, wenn ich sein Geschlecht angefasst habe. Man muss Kindern wirklich beibringen, dass ihr Körper ihnen gehört, um Missbrauch zu verhindern!«

»Als ich etwa acht Jahre alt war, hat mir eine Freundin beigebracht, wie man masturbiert. Dann hat sie mich zu ihren großen Brüdern mitgenommen, und ab da war es nicht mehr wirklich ein Spiel.«

Und in der Schwangerschaft?

»Es fehlt so sehr an Informationen.« – Das bekomme ich am häufigsten zu hören, wenn ich über weibliche Sexualität spreche. Sex in der Schwangerschaft ist meiner Ansicht nach immer noch ein Tabu. Ich habe den Eindruck, dass eine Frau, die Mutter wird, in unserer Gesellschaft keinen Spaß mehr haben, nicht mehr an ihre eigenen Bedürfnisse denken darf und sich stattdessen um die ihres Partners und der Kinder kümmern soll. Aber zum Glück ändert sich das gerade! Und es muss sich auch ändern! Eine weibliche sexuelle Revolution ist im Gange, und ich hoffe, dass die Frauen sich ein für alle Mal ihre Sexualität zurückerobern. Dass endlich alle damit aufhören, ihnen zu sagen, was sie tun sollen, wie sie sich zu kleiden haben, wie sie Sex haben sollen …

Eine Schwangerschaft ist für jede Frau ein besonderer Moment, und ich glaube, dass es zum Thema Sexualität und Schwangerschaft noch vieles zu erforschen gibt. Um einen Eindruck davon zu vermitteln, wie Selbstbefriedigung vor, nach und während der Schwangerschaft aussehen kann, habe ich Stimmen gesammelt. Sie erzählen davon, wie sich Masturbation in dieser Zeit verändern kann, was Lust bereitet und eine wohltuende Wirkung hat und was Probleme bereiten kann.

Habt ihr in der Schwangerschaft eine höhere Libido?

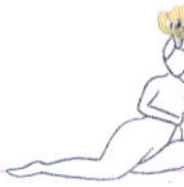

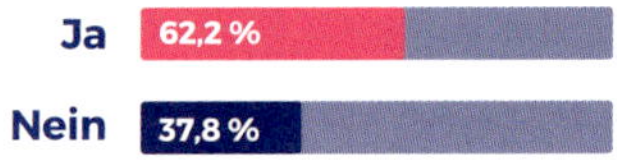

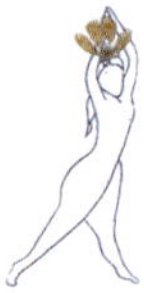

Habt ihr bereits vor eurer Schwangerschaft masturbiert?

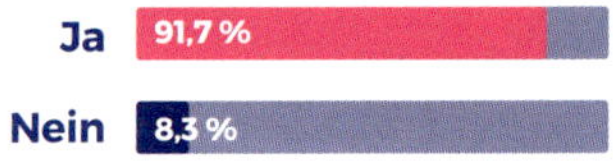

Wann habt ihr nach der Geburt wieder angefangen zu masturbieren?

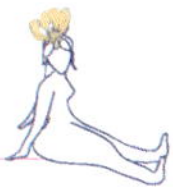

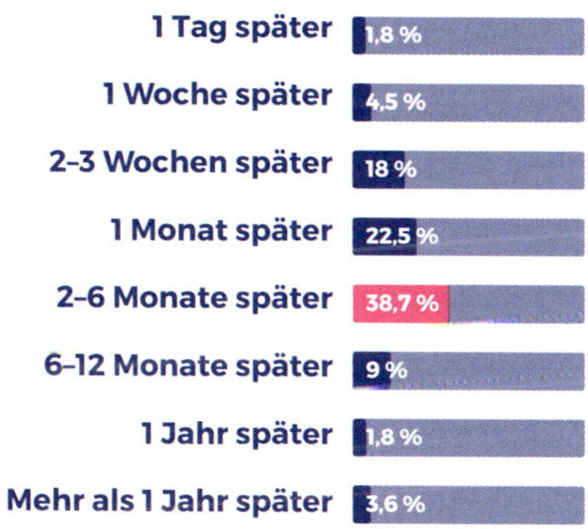

Habt ihr in der Schwangerschaft häufiger masturbiert?

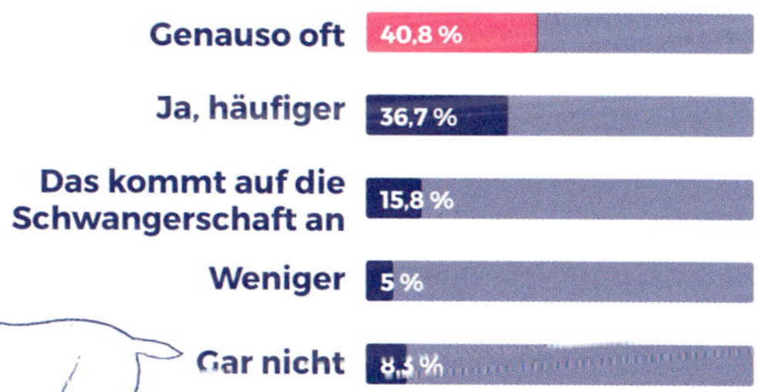

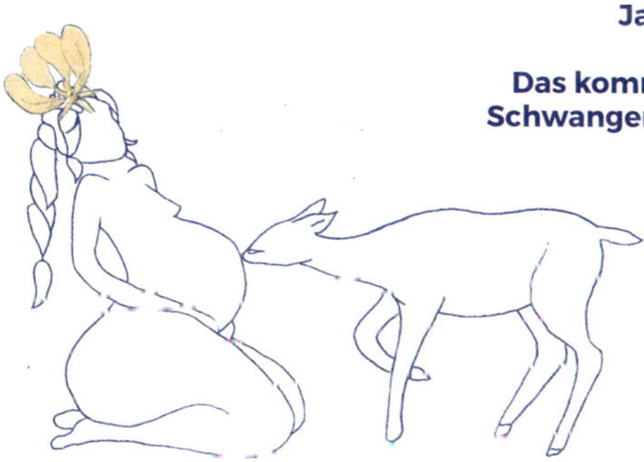

»Am Anfang hat mich die starke Lust, die ich jeden Tag hatte, verwirrt, und ich hatte Schuldgefühle wegen des Babys in meinem Bauch.«

»Ich fand, dass es eine Kluft zwischen dem kleinen Wesen in meinem Bauch und meinen trashigen Fantasien gab. Doch dann habe ich nachgegeben und es akzeptiert, mir so Lust zu bereiten.«

»Die betreffende Zone ist schwieriger zu erreichen, wenn man um einen großen Bauch herum muss!«

»Ohne Witz, ich hatte das Gefühl, dass mein Baby diese volle Befriedigung nach dem Orgasmus gefühlt hat, es war danach einen Moment lang ruhig.«

»Man sollte sich niemals dafür schämen, während der Schwangerschaft zu masturbieren!!! Nie nie! Was der Mutter guttut, was auch immer es ist, tut auch dem Baby gut.«

»Wir sollten wegen meines Gebärmutterhalses die Penetration vermeiden. Als ich es am Ende nicht mehr aushielt, habe ich viel mehr masturbiert, das tat mir mental und körperlich gut.«

»Das Gefühl, wie sich alles beim Orgasmus zusammenzieht, ist unschlagbar.«

»Ich stille meine Bedürfnisse, wenn der Papa müde ist, und habe zugleich einen symbiotischen Moment mit meinem Baby. Es kommt mir so vor, als würde es manchmal ruhiger davon.«

»Sie stellt für mich eine Verbindung zu meinem Kind dar, das Wohlfühlen im eigenen Körper, sie bringt mir Erleichterung und ermöglicht mir, die körperlichen und hormonellen Veränderungen während der Schwangerschaft zu akzeptieren.«

»Was das Vergnügen betrifft, ist es nicht wirklich anders! Aber es wird schwieriger zu masturbieren, wenn der Bauch immer runder wird.«

»Schwanger kann man keinen Vibrator benutzen … Also habe ich vor allem meine Finger eingesetzt!«

»Für mich hat es sich in der Mitte der Schwangerschaft verändert, als mein Bauch dicker wurde. Da ich von klein auf masturbierte, indem ich mich auf dem Bauch liegend an der Matratze rieb, musste ich die unmöglichsten Stellungen einnehmen, um die vertrauten Bewegungen machen zu können. Ich hatte auch plötzlich jede Menge erotischer Träume, die von einer gesteigerten Libido begleitet wurden (während des Traums und kurz nach dem Aufwachen, in diesen Momenten hatte ich das Bedürfnis und Lust zu masturbieren).«

»Ich habe am Tag der Entbindung masturbiert, während der Wehen. Das tat gut, aber es ging nicht unbedingt darum, mir Lust zu verschaffen, sondern darum, Hormone auszuschütten und dadurch die Geburt zu beschleunigen.«

»Nach der Geburt meines ersten Kindes habe ich lange gebraucht, um mich davon zu erholen (Gewalt durch Geburtshelfer, darunter ein Dammschnitt gegen meinen Willen).«

»Am Ende meiner Schwangerschaft habe ich häufiger masturbiert, da ich gelesen hatte, dass ein Orgasmus den Gebärmutterhals reifen lässt und die Wehen auslöst, ich glaube, dass die Geburt so schneller losging.«

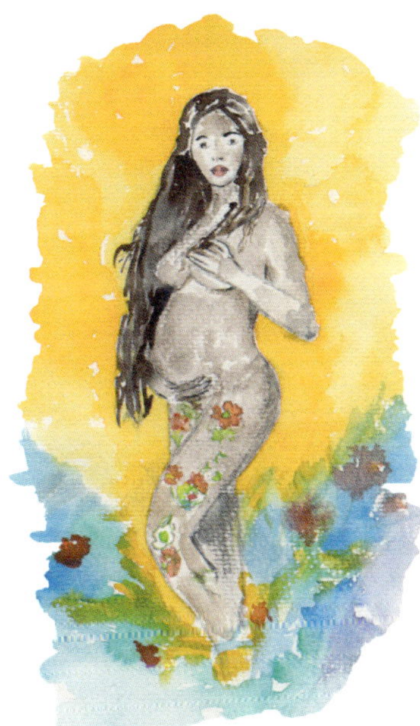

Wird die Klitoris beim Gebären beschädigt?

Die Natur weiß, was sie tut. Die Klitoris ist ein nach unten offenes Organ. Die beiden Schenkel sind nur im oberen Teil verbunden, unten bleiben sie getrennt. Liegt keine pathologische Besonderheit vor, ist die Klitoris also sehr flexibel und kann sich weit genug spreizen, um das Baby durchzulassen.

Da die Klitoris und die Vagina nah beieinanderliegen, wird die Klitoris beim Geburtsvorgang zwangsläufig massiert. Ich habe sogar Berichte von orgasmischen Geburten erhalten. Dass Frauen während der Entbindung einen Orgasmus haben können, ist alles andere als ein Hirngespinst, sondern längst belegt. Und es ist gar nicht so überraschend! Warum sollte die Klitoris während des Geburtsvorgangs aufhören zu funktionieren? Um dieses überraschende Vergnügen zu erklären, haben Ärzte eine Hypothese aufgestellt:

»Die Ausmaße und die Kompression des Genitaltrakts während der Geburt beanspruchen verkannte erogene Zonen der Mutter. Am Ende der Wehenarbeit drückt die Dehnung der ischiopubischen und Bulbocavernosus-Muskeln durch den Kopf des Kindes die Vorhofschwellkörper und die Klitorisschenkel zusammen, während es diese Zonen auf beiden Seiten der Vagina spreizt […].«[3] Vereinfacht gesagt: Auf seinem Weg hinaus drückt das Kind gegen die richtigen Stellen.

» Es heißt, die Klitoris sei ein Organ, das nichts anderem dient als der Lust der Frauen … Seit meiner ersten Geburt bin ich aber überzeugt, dass es dazu da ist, uns Frauen die Schmerzen der Geburt erträglich zu machen …«

» Ich habe mehr als ein halbes Jahr gebraucht, bevor ich wieder allein oder zu zweit sexuell aktiv wurde. Masturbieren war für mich ein Synonym dafür, die Kontrolle über meinen Körper zurückzugewinnen.«

»Ich habe eine orgasmische Geburt erlebt und war völlig überrascht. Ich habe nichts kapiert, niemand hatte mir das erklärt.«

3. Postel, Thierry: »Naissance et jouissance: mise en évidence de l'existence d'un orgasme obstétrical«, *Sexologies*, Bd. 22, Nr. 4, Oktober–Dezember 2013, S. e89–e92.

War euer Empfinden nach der Entbindung das gleiche wie zuvor?

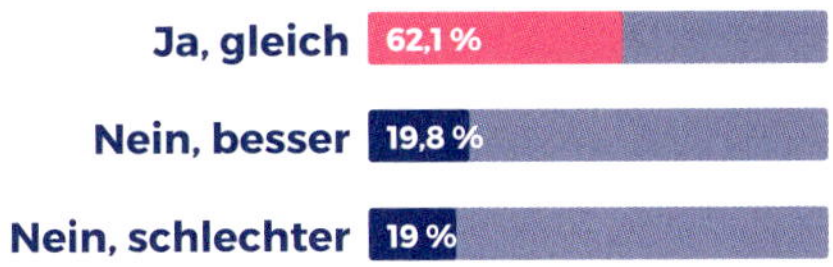

»Man entdeckt sich selbst wieder, nachdem das Baby gekommen ist, der Körper hat ganz schön was abbekommen. Man entdeckt die Narbe vom Dammschnitt, die vielleicht noch wehtut, und man trainiert vor allem die Beckenbodenmuskulatur.«

»Meine Vulva war durch den Dammschnitt verändert. Aber mithilfe meines Partners habe ich zu meinem Körper und meinem Vergnügen zurückgefunden.«

»Weniger Empfindungen, aber das kommt nach dem Wiederaufbau der Beckenbodenmuskulatur zurück.«

»Mein Gefühl kam nach ein paar Monaten zurück, nachdem ich viel Beckenbodentraining gemacht habe. Aber nach der Geburt habe ich einen Monat lang nichts gespürt.«

MUST KNOW

#gangduclito #gangofclito #klitogang

Aufgepasst bei allem, was bei der Entbindungshilfe geschieht, denn wie gewöhnlich achtet kaum jemand vom medizinischen Personal auf die Klitoris. Man muss sich fragen: Kann die Klitoris beschädigt werden, wenn die Ärzte einen Dammschnitt durchführen? Wenn genäht wird?

Wie lange braucht ihr, um zu kommen?

Hallo, Welt? Ich habe noch keine spezifischen wissenschaftlichen Forschungsergebnisse zu dieser Frage gefunden. In euren Erfahrungsberichten gebt ihr keine bestimmten Zeitangaben für einen klitoralen Orgasmus. Offenbar sind die Wege zum Höhepunkt also unterschiedlich lang. Ein Orgasmus kann nach 30 Sekunden, nach zehn Minuten oder nie stattfinden. Aus euren Berichten ergibt sich, dass eine Frau die Dauer bis zum Orgasmus regulieren kann, ganz nach Lust und Laune. Manche sprechen von mechanischen Orgasmen, die sie nach genau 30 Sekunden erreichen, fügen aber hinzu, dass sie, wenn sie es wollen, das Vergnügen auch in die Länge ziehen können. Aus euren Antworten geht auch hervor, dass der Orgasmus oft intensiver ist, wenn ihr euch mehr Zeit dafür nehmt. Ich denke auch, dass die Zeit je nach Kenntnis des eigenen Körpers variiert. Ich habe euren Berichten entnommen, dass ihr, je mehr ihr masturbiert, desto mehr Kontrolle über euren Körper erlangt und bestimmen könnt, wie schnell ihr zum Höhepunkt kommt. Viele sagen mir außerdem, dass die Dauer von eurer Stimmung, euren Sorgen, eurer psychischen Belastung und eurem Hormonzyklus abhängt.

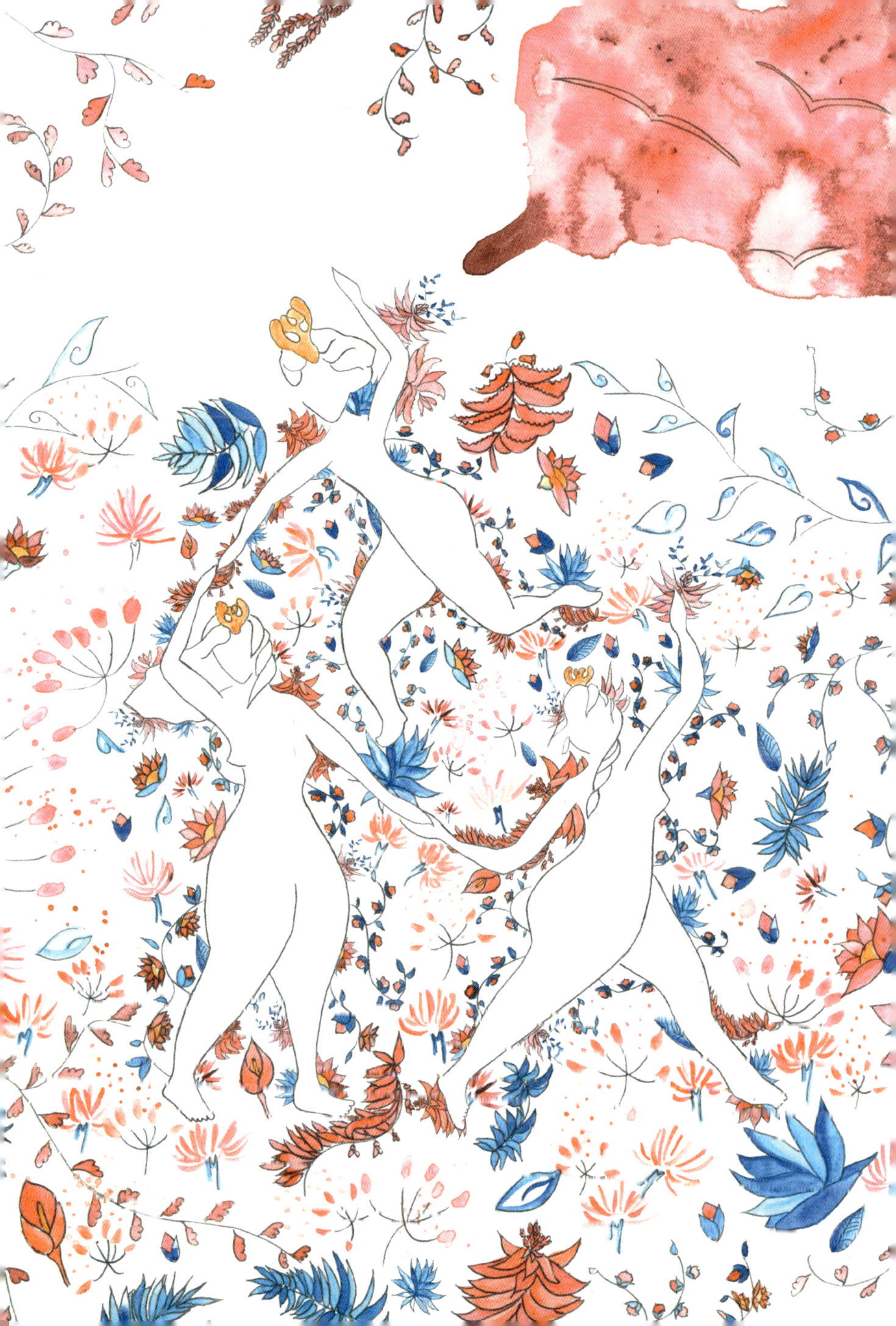

Die weibliche Ejakulation und »squirten«

Wichtig zu wissen! Sagt es weiter! Die weibliche Ejakulation und das so genannte »Squirten« dürfen nicht verwechselt werden. Eine kürzlich erschienene französische Studie zu dem Thema erklärt den Unterschied: Das weibliche Ejakulat ist ein Sekret aus den Paraurethraldrüsen, dem Äquivalent zur männlichen Prostata, während die Flüssigkeit, die beim Squirten abgesondert wird, aus der Blase kommt, daher spritzt es auch stark.

Die weibliche Ejakulation

Die weibliche Ejakulation kommt nur bei manchen Frauen vor. Nicht alle Frauen ejakulieren. Manche besitzen eine Prostata zwischen der Vagina und der Harnröhre: Das sind die Skene-Drüsen. In der genannten Studie von 2011, die an 25 Frauen durchgeführt wurde, hatten nur 14 eine weibliche Prostata.[4] Die Drüsen sondern ein Sekret ab, das die gleichen Eigenschaften besitzt wie das Prostatasekret beim Mann. Wie kann ich herausfinden, ob ich ejakuliere? Die »weibliche Prostata« ist nur 2 bis 3 Gramm schwer, im Gegensatz zur männlichen, die 20 bis 30 Gramm wiegt. Aufgrund der geringen Größe ihrer Prostata sondern Frauen höchstens einen Milliliter Flüssigkeit ab. Meistens bleibt das Ejakulat daher unbemerkt, da es sich mit der Vaginalflüssigkeit vermischt.

»Squirten«

Alle Frauen können squirten. Das hat nichts mit Inkontinenz zu tun, sondern kann bei jeder Frau auftauchen. Anatomisch gesehen gibt es tatsächlich keinen Unterschied zwischen »squirtenden« Frauen und solchen, die das nicht tun. Warum es bei einer Minderheit von Frauen dazu kommt, ist nach wie vor ungeklärt. Meiner Umfrage zufolge haben 40 Prozent von euch schon einmal »gesquirtet«, aber meistens zufällig. Es kann ein einziges Mal dazu kommen, gelegentlich oder bei jedem Geschlechtsakt. Viele berichten mir, dass sie die weibliche Ejakulation mit dem Vertrauen, das sie zu ihrem Partner haben, mit Luststeigerung, mit Loslassen verbinden … Manche können es kontrollieren, andere nicht. Es spritzt nicht jedes Mal, wenn ihr Sex habt. Es kann auch fließen. Wichtig ist zu wissen, dass Squirten nicht unbedingt bedeutet, dass die Frau einen »Super-Orgasmus« hat.

---

4. Durchgeführt wurde die Studie von Dr. Samuel Salama und Dr. Pierre Desvaux, Androloge, Sexologe und Studienleiter an der Université Paris-Descartes.

MUST KNOW

Schon gewusst?

Der Begriff »squirten« kommt vom englischen »squirt«, was »spritzen« bedeutet. Im Französischen werden squirtende Frauen als »femmes fontaines« bezeichnet – Springbrunnenfrauen!

Habt ihr schon einmal beim Masturbieren gesquirtet?

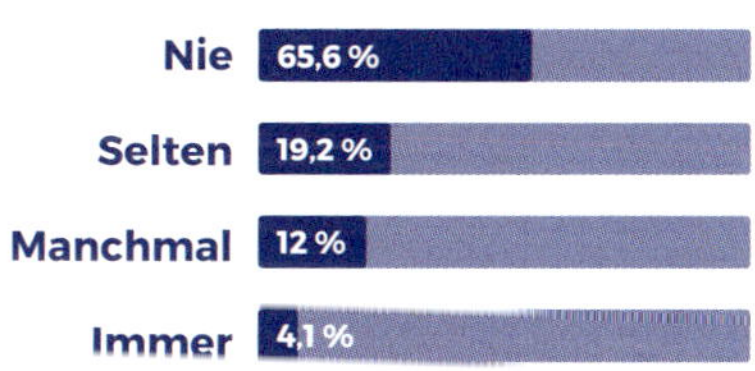

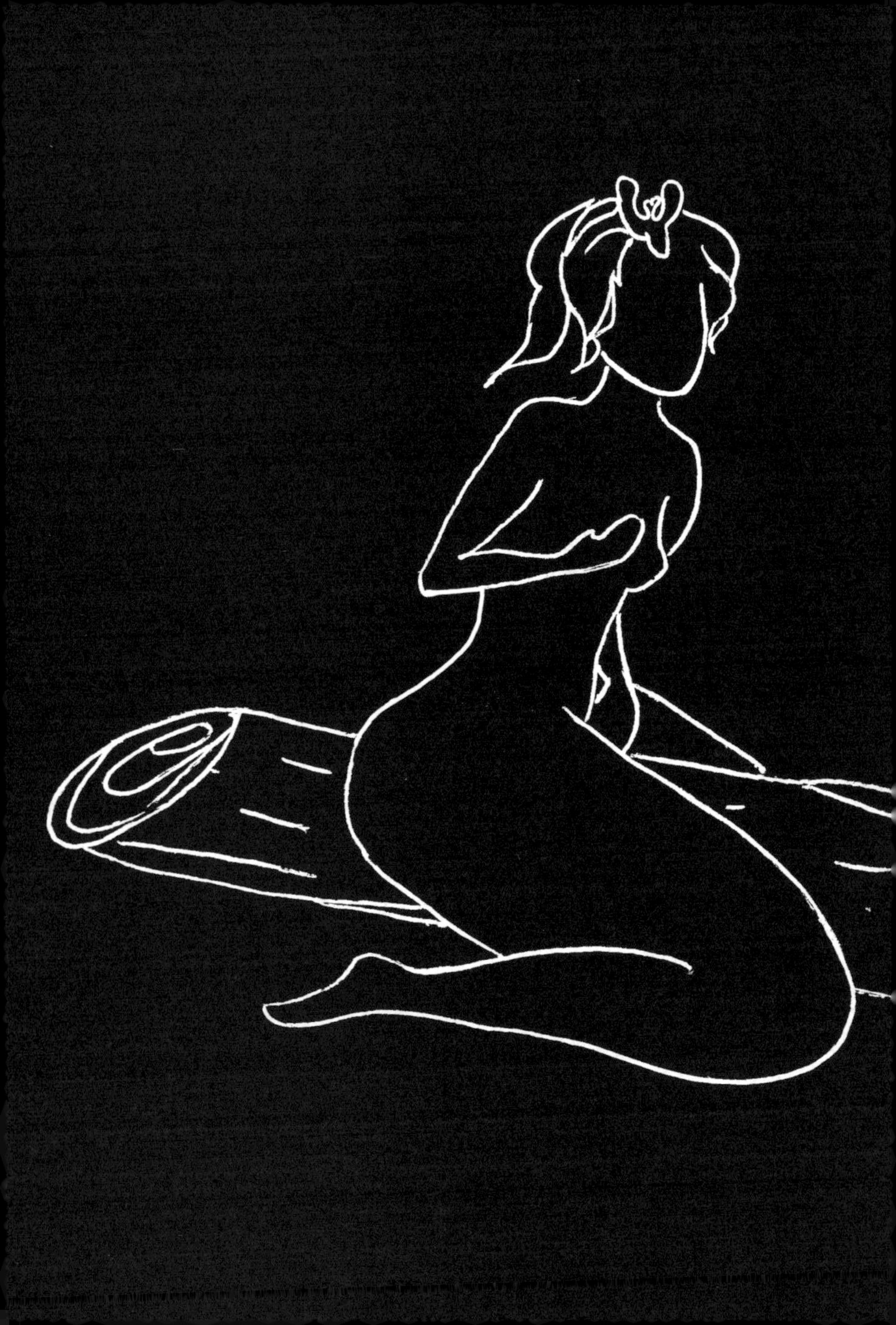

2

ERSTE MALE

»Gebt eure Macht niemals jemand anderem.«

Oprah Winfrey

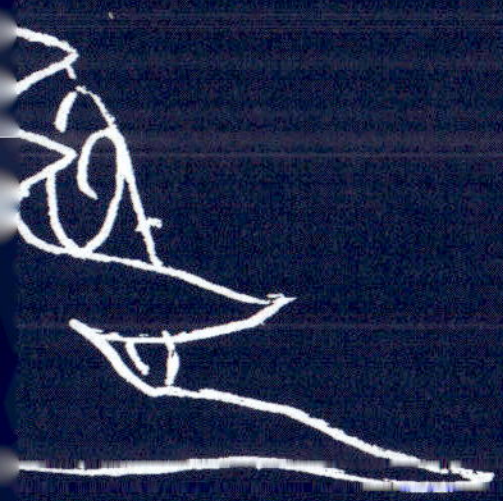

Magische Erlebnisse: warum magisch?

Magisch ist der Begriff, den ihr in euren Antworten am häufigsten verwendet: »Wie durch Magie.« Frauen, die ihr sexuelles Vergnügen in der Kindheit oder Jugend allein entdeckt haben, setzen den Orgasmus und die sexuelle Lust am häufigsten mit Magie gleich, weil ihnen nie jemand von ihrer Klitoris erzählt hat.

Es hat mich auch stutzen lassen, wie zufällig ihr dieses Vergnügen entdeckt habt. In der Kindheit finden Mädchen durch Zufall, aus Versehen und oft dank günstiger Umstände zu ihrer Lust und ihrem ersten Orgasmus, wie ihr auf den nächsten Seiten lesen werdet.

Eure »magischen« Erfahrungsberichte legen auf subtile Weise offen, wie wenig Aufklärung es zur weiblichen Masturbation gibt, aber dafür umso mehr Falschinformationen. **Und ihr, wie habt ihr die Masturbation entdeckt?**

»Ich habe herausgefunden, dass sich diese Stelle gut anfühlt, als ich das Treppengeländer heruntergerutscht bin.«

»Mit sieben Jahren, als ich mich an meinem Stuhl rieb. Ich erinnere mich nicht mehr genau. Aber ich weiß noch, dass ich alle Gegenstände benutzte, die mir ein gutes Gefühl verschafften: Kuscheltier, Decken, Spielsachen, Haarbürste, Pinsel … Bei der Sportgymnastik, beim Spagat!«

»Als ich 19 war, mit meinem ersten Freund. Durch ihn habe ich meinen Körper kennengelernt. Danach habe ich es allein versucht.«

»Ich glaube nach einem Traum, als ich erregt wach wurde und mich anfassen musste, um herauszufinden, woher das Gefühl kam.«

»Als ich beim Spielen eine ungewohnte Bewegung machte. Ich war sieben und stellte mir meine Bettdecke als Pferd vor. Ich ›ritt‹ darauf, indem ich die Decke zwischen meinen Beinen vor- und zurückzog. Einfach magisch.«

»Mit 26, mit einem Vibratorring …«

»Als ich mit etwa 20 einen Porno nur mit Frauen anschaute, obwohl ich komplett heterosexuell bin.«

»Mit einem Paar zusammengerollter Socken, das ich mir zwischen die Beine geklemmt habe.«

»Mit zwölf, mit meiner Blockflöte, auf die ich ein Kondom schob. Danach wusch ich sie heimlich.«

»Als ich klein war, mit einem Stift als Mini-Sexspielzeug. Später hatte ich einen Massagevibrator aus einer Zeitschrift, das fand ich super.«

»Als ich mit einer Freundin Körpererkundung spielte.«

»Nach einem Cunnilingus von meinem Freund habe ich versucht, mit meinen Fingern dasselbe zu machen.«

»In meinem Bett, mit einer Decke zwischen den Beinen. Weil ich meinen Körper kennenlernen wollte. Es war also Absicht! Ich habe es nicht gleich zum Orgasmus geschafft, es hat gedauert, aber am Ende hat es geklappt.«

»Ich war sieben und stemmte mich hoch, um aus dem Fenster zu schauen. Dabei habe ich eine lustvolle Reibung entdeckt!«

»Als ich das erste Mal meine Klitoris gespürte habe, saß ich im Schlepplift.«

»Ich besaß ein kleines Auto, das ich mein ›magisches Tuut-Tuut‹ nannte, denn wenn ich im Kies damit fuhr, spürte ich so ein cooles Kitzeln an der Muschi. Meine Mutter hat mir erklärt, was das in Wirklichkeit ist, als ich ihr sagte, warum ich mein ›Tuut-Tuut‹ nie meiner Schwester leihen wollte.«

»Ich war 13, mit der Vibration meiner elektrischen Zahnbürste!«

»Eines Tages habe ich gemerkt, dass es sich gut anfühlt, daran zu reiben, also habe ich mit einem Plüschbären weitergemacht!«

»Als ich etwa sieben oder acht Jahre alt war, im Schlaf: Ich schob meine Hand in die Unterhose und drückte zu, um nicht ins Bett zu machen. Da entdeckte ich, dass meine Scheide nicht nur zum Pipimachen da ist.«

»Als ich mich mit drei oder vier Jahren an einem Kissen rieb.«

»Im Schwimmbad, mit einem Wasserstrahl. Ich war noch keine zehn Jahre alt und hörte nicht auf zu sagen: ›Das tut gut!‹«

»Auf meinem Fahrradsattel, auf dem Weg von der Schule nach Hause.«

»Mit 18, als ich meine erste eigene Wohnung hatte!«

»Beim Abbrausen habe ich gespürt, dass der Wasserstrahl sich echt gut anfühlt. Ich war acht und habe mit dem magischen Duschkopf meiner Badewanne die Lust entdeckt. Von da an wollte ich ständig baden. Ich habe den Strahl dann auch auf die anderen Teile meines Körpers gerichtet, um zu sehen, ob ich das Gleiche auch an anderen Stellen fühlte. Aber ich habe keine anderen gefunden.«

»Mein schöner weißer Teddy war meine erste Liebe, als ich zehn war, aber es war mir nicht einmal bewusst.«

»Ich war acht und musste dringend pinkeln. Der Haken: Ich war im Bus. Ich musste es also lange halten, und nach einiger Zeit fühlte es sich zwischen den Beinen ziemlich gut an. Erst ein paar Jahre später habe ich herausgefunden, dass ich mir auch anders Lust verschaffen kann.«

»Als ich mit zehn Jahren auf einem Pferd ritt. Im Galopp, oh ja, der Mythos ist wahr!«

»Mit etwa acht, auf der Armlehne des Sofas.«

»Meine kleine Schwester kam zu mir und erzählte mir, dass sie einen klasse Sport entdeckt hätte, der sich super anfühle (an einer Tischecke vor- und zurückruckeln). Ich habe diesen Sport betrieben, bis ich 14 war, erst begriff ich, dass es sexuelle Empfindungen waren.«

»Im Whirlpool.«

MUST KNOW

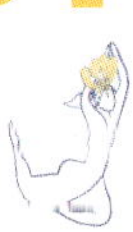

Schon gewusst?

Wisst ihr, was Humping ist? Bestimmt! Es bedeutet, ohne Hände und ohne Penetration zu masturbieren. Zum Beispiel mit einem Kissen, einem Plüschtier … Das ist eine sehr verbreitete Praxis

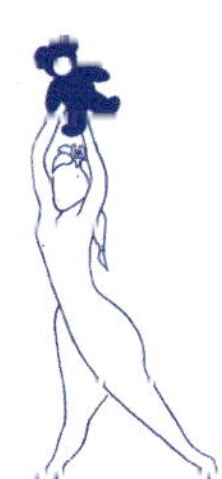

In einem Wort

Hier ein wenig minimalistische Poesie. In meiner Befragung habe ich die Frauen gebeten, mit einem Wort zu beschreiben, was Masturbation für sie bedeutet. Ich habe Tausende Wörter geschickt bekommen. Herausgekommen ist eine wunderschöne Synthese unserer Erfahrungen, die die Bedeutung dieser Augenblicke zeigt, aber auch, wie verschieden wir sind.

HEILUNG MEIN INNERE
UNABHÄNGIGKEIT
MICH SELBST EHREN
KAMPF
ENTSPANNUNG LEHRREICH
UNE
FEHLENDE INFORMATIONEN TEDDY
HEILIG
GLEICHGEWICHT
ORC
GÖTTLICHE HINGABE INTIM INTENSIV
UNENTBEHR
BEFREIEND TÄGLICH
MAGIE
FREIHEIT ERLEICHTERUNG
SANFT
ABHÄNGIGKEITEN MAGIE FUNKEN
KLITORIS
BEFREIUNG LUS
WIEDERBEGEGNUNG HÄNDE TEILEN GEHE
ORGASMUS
SCHLAFMITTEL
GEHEIMER GARTEN
EINKLANG MIT MIR SELBS
PERSÖNLICHE FLUCHT
Z
TABU ZEIT FÜR SICH EXTASE
LOSLA
SICH SELBST LIEBE SCHENKEN
GLEICHGEWICH
BERUHIGEND TABU
VERBOR

FEUERWERK
RCHENHAFT SICH SELBST KENNEN
EHREN
STÄRKE BETT
SCHENKT SELBSTVERTRAUEN GENIAL
BEDÜRFNIS
IT SPASS ENDORPHINE SCHAM
VENTIL ERREGUNG VIBRATOR GEHEIM
CH STUHL
SSENZIELL MEIN ICH DRUCK ABLASSEN
ÄT INTENSIV NOTWENDIG
SELBSTLIEBE
ENTDECKUNG
EINSAMES VERGNÜGEN VERBINDUNG
BSTVERSTÄNDNIS BADEWANNE KÖRPERPFLEGE
SCHMERZMITTEL EFFIZIENZ FUNKELN TISCH
VIBRATIONEN
TIEF GEGEN DIE ANGST MEINE FANTASIEN
IO LAKEN TÄGLICH HÖHEPUNKT
MACHT GUT SEX SCHMUTZIG
REIB
XƎS HILFE BEIM EINSCHLAFEN
TABU LEBENSWICHTIG
TABU LIEBEN
TABU SEXSPIELZEUGE FINGER

Schuldgefühl und Scham

Wir glauben, dass wir in einer modernen und frei denkenden Gesellschaft leben, aber es liegt immer noch puritanischer Staub auf unseren Gehirnwindungen. Alle monotheistischen Religionen lehnen Masturbation ab und verbreiten seit Jahrhunderten so fadenscheinige Behauptungen wie: »Eine ehrbare Frau ist eine Frau, die keine Lust empfindet.«

Weibliche Masturbation steht in unseren Köpfen viel zu oft für schuldbeladenes Vergnügen. Der Begriff des Schuldgefühls ist sehr präsent in euren Antworten, vor allem bei jungen Frauen. Dennoch: Die weibliche Masturbation ist Teil der Natur und »normal«! Wiederholen wir das, sooft es nötig ist, um das schlechte Gewissen, das in uns schlummert, zu vertreiben. Masturbation ist Zeit, die man sich selbst widmet und die man sich gerne schenken sollte.

Habt ihr beim Masturbieren das Gefühl, etwas Schlimmes zu tun?

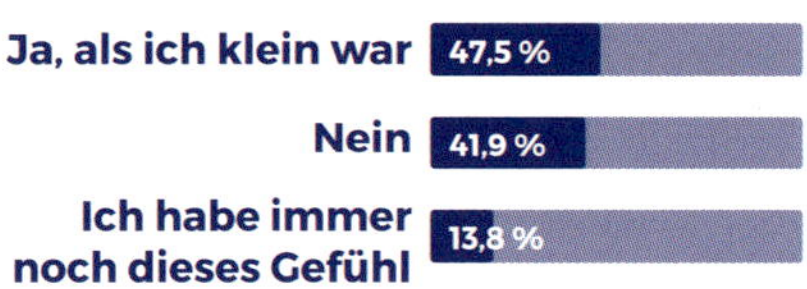
Ja, als ich klein war
47,5 %
Nein
41,9 %
Ich habe immer noch dieses Gefühl
13,8 %

Das ist wirklich der Gipfel in einer Gesellschaft wie der unseren, die das Streben nach Lustgefühlen ständig propagiert: Unser Lebenswandel, unsere Ernährung, unsere Selfies, unsere Musik, sogar unser Duschgel sind darauf ausgerichtet. Es ist irrsinnig, dass so ein »gratis« Solo-Vergnügen, das direkt zwischen unseren Beinen zu holen ist, nicht stärker angepriesen wird.

Nehmt euch diese Zeit für euch selbst, denn sie ist ein Augenblick allein mit dem eigenen Körper, ein Moment des Rückzugs, der für unser persönliches Gleichgewicht notwendig ist. Eine intime Erfahrung, die wir entsprechend unserer persönlichen Vorlieben erleben, ohne Scham, ohne Tabus.

»Meine Mutter hat mich nachts überrascht, als sie mich zudecken wollte. Meine Hände waren noch in meiner Unterhose. Sie hat mit meiner Tante gesprochen, die mir sagte, dass das etwas Schlimmes sei. Ich komme aus einer konservativen und religiösen Familie.«

»Ich finde es schade, dass es für Frauen so ein Tabuthema ist. Ich persönlich habe meine Sexualität fast allein entdeckt, da meine Mutter nur über die Menstruation und Verhütungsmittel mit mir gesprochen hat!«

»Von weiblicher Masturbation habe ich zum ersten Mal in den sozialen Netzwerken gehört.«

»Ich habe lange geglaubt, dass es nicht richtig ist, was ich tue, weil niemand darüber spricht! Das Schweigen muss gebrochen werden!«

»Das erste Mal habe ich davon im Radio gehört.«

»Samantha aus der Serie *Sex and the City* hat mir viel von meinem Schuldgefühl genommen.«

»In einem Aufklärungsbuch für Kinder habe ich etwas über die männliche Masturbation gelesen und mir gedacht, dass das auch für uns gelten muss!«

»Ich stamme aus einer tief katholischen Familie, also habe ich Zeit gebraucht, um die starke Blockade beim Thema Masturbation loszuwerden. Etwas Besseres ist mir nie passiert! Das hat mir echt Selbstvertrauen gegeben.«

»Warum ist die weibliche Masturbation nur so ein Tabuthema?«

Ich glaube, man muss stolz darauf sein, sich selbst Lust zu verschaffen, stolz, weil man sich Zeit nimmt, um in sich selbst hineinzuhorchen, stolz, weil man seinem Körper und seiner Seele etwas Gutes tut, weil man Entspannung findet oder sich Fantasien hingibt oder auch nur rein mechanische Befriedigung erfährt.

Das Masturbieren zu lernen und sich selbst zu befriedigen, ist ein Akt der Befreiung. **Masturbieren bedeutet, sich eine eigene Sexualität zu erschaffen.** Je öfter man es tut, desto besser kennt man sich, und je besser man sich kennt, desto besser klappt es.

Jede Frau und jeder Weg ist anders, also auch die Art, wie man lernt. Manche Frauen erleben schnell einen Orgasmus, andere suchen länger danach, manchmal stellt er sich auch nie ein. In den nächsten Kapiteln sprechen wir genauer über die Mythen rund um den Orgasmus. Es ist jedenfalls wichtig, sich daran zu erinnern, dass wir Masturbation nicht mit einem Fingerschnippen lernen (das soll kein schlechtes Wortspiel sein).

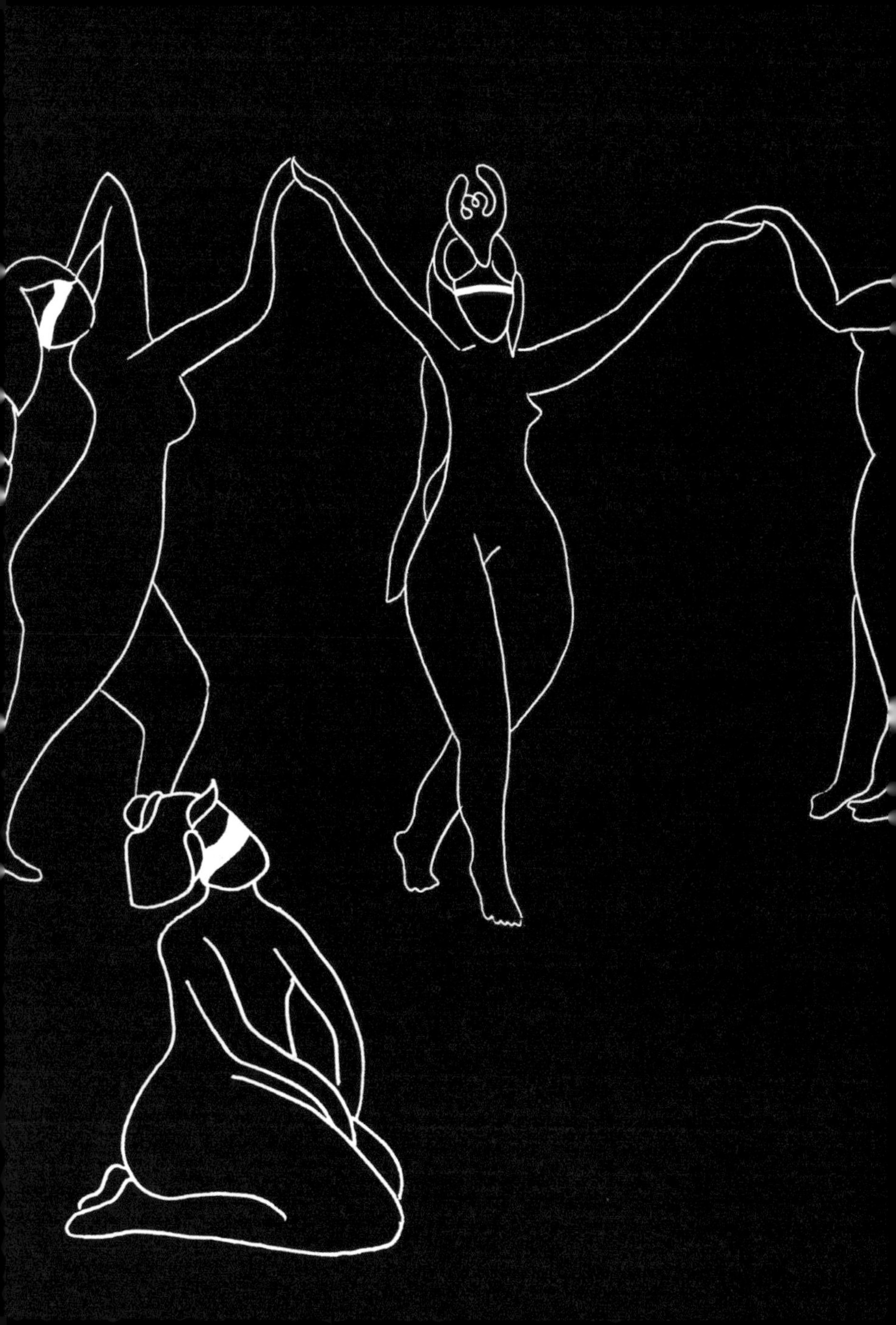

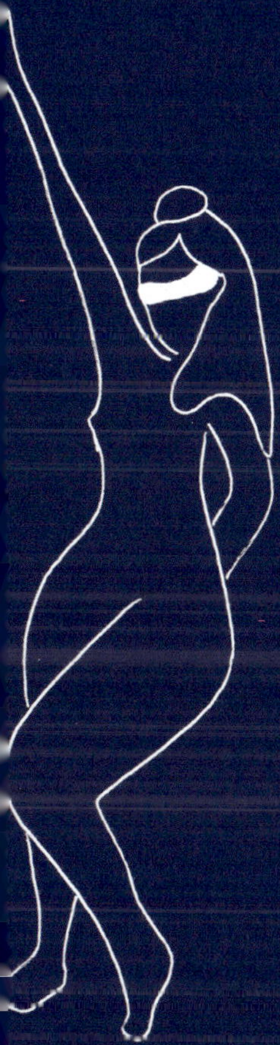

3

SEX, LÜGEN, VERRAT UND GRÄUEL

»Anstatt aufzuzeigen, dass Frigidität mit veralteten Behauptungen zur weiblichen Anatomie zusammenhängt, bezeichnen unsere Fachleute Frigidität nun als rein psychologisches Problem.«

Anne Koedt

Der vaginale Orgasmus ist ein Mythos

Haltet euch fest, wenn ihr noch nicht Bescheid wisst, wird euch die Wut packen! **Wem verdanken wir die größten Fake News des 20. Jahrhunderts?** Freud! Wie oft haben wir in den Medien diesen berühmten Satz gehört oder gelesen: »Hast du klitorale oder vaginale Orgasmen?«

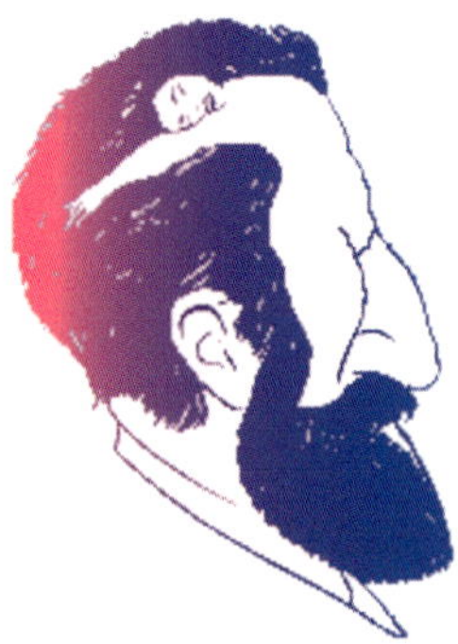

Eine Legende, die auch im 21. Jahrhundert noch bei vielen Frauen Komplexe verursacht. Nun, daran ist der alte Knacker Sigmund Freud schuld, der nichts von Frauen verstand und es für richtig hielt, trotzdem seine Meinung zu sagen. Und wir haben ihm jahrelang blind vertraut! Er war es, der die falsche Hierarchisierung von weiblichen Orgasmen aufgestellt hat. Er hat zu Unrecht behauptet, dass es einen klitoralen und einen vaginalen Orgasmus gebe und der klitorale Orgasmus hinter dem vaginalen zurückstehe. Kurz gesagt, wenn du keinen vaginalen Orgasmus hattest, warst du keine richtige Frau! Eine unsinnige Aussage, die wir das ganze 20. Jahrhundert durch wie den heiligen Gral der weiblichen Sexualität behandelt haben.

Ergebnis: Frauen machen sich Vorwürfe und befürchten, nicht normal zu sein, obwohl der vaginale Orgasmus eine reine Erfindung ist. Es kann nicht oft genug gesagt werden! Alle Frauen und alle Männer sollen es erfahren: Der vaginale Orgasmus existiert nicht, da in der Vagina kein Orgasmus entsteht. Alle Orgasmen sind klitoral! Das sei ein für alle Mal gesagt!

Bis jetzt ist die Klitoris das einzig bekannte Organ, das zu 100 Prozent dem sexuellen Lustempfinden dient. Alle unsere Orgasmen sind klitoral. Tiefer liegende Empfindungen, die wir in der Vagina spüren, stammen in Wirklichkeit vom innenliegenden Teil der Klitoris. Ich werde euch im nächsten Kapitel noch genau erklären, was heute über die Funktionsweise der Klitoris bekannt ist. Darin geht es um ihren organischen Aufbau und insbesondere um den innenliegenden Teil, den unsere Vagina umschließt.

»Ich hatte lange Zeit Komplexe, bevor ich erfuhr, dass der vaginale Orgasmus nicht existiert, am Ende habe ich sogar gelogen und behauptet, dass ich vaginale Orgasmen hätte.«

»Es ist an der Zeit, dass alle Frauen erfahren, dass die Klitoris der Schlüssel zur Lust ist!«

»Ich würde mir wünschen, dass sich heterosexueller Sex nicht mehr nur um Penetration und den männlichen Orgasmus dreht.«

»Ich bin 42 und habe immer gedacht, ich sei nicht normal, weil ich nur an der Klitoris Lust empfand.«

»Ich bin so erleichtert darüber, dass der vaginale Orgasmus ein Mythos ist. Ich bin vor lauter Komplexen, keinen zu bekommen, vor zwei Jahren sogar zum Arzt gegangen.«

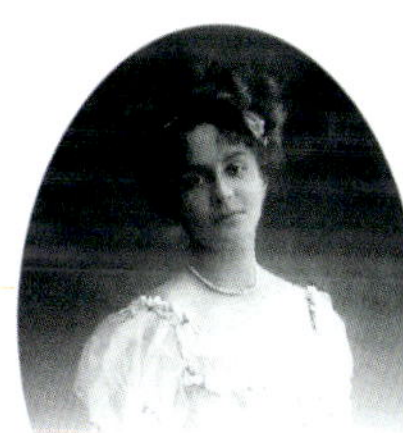

MUST KNOW

Schon gewusst?

Die 200 Klitoris der Marie Bonaparte

Alix Lemel beleuchtet die freudianischen Theorien über die weibliche Sexualität in *Les 200 clitoris de Marie Bonaparte*. Die Prinzessin Marie Bonaparte, eine Patientin und Anhängerin Freuds, schrieb 1924 einen medizinischen Artikel, in dem sie auf der Grundlage einer Studie mit 200 Frauen – die es in Wirklichkeit nie gegeben hat! – die rein anatomischen Gründe für Frigidität darlegte. Sie selbst ließ sich sogar mehrmals operieren, um endlich vaginale Orgasmen zu bekommen … Pflichtlektüre!

Eine jahrhundertealte Lüge

Klitoris, ich lieb dich, ich lieb dich nicht. Im Laufe der Geschichte haben wir sie immer wieder entdeckt und aufs Neue vergessen, sind durch Zufall erneut auf sie gestoßen, nur um dann so zu tun, als gäbe es sie nicht. Die folgenden Abbildungen sprechen Bände.

1844 versus 2021
Was von der Klitoris gezeigt wird

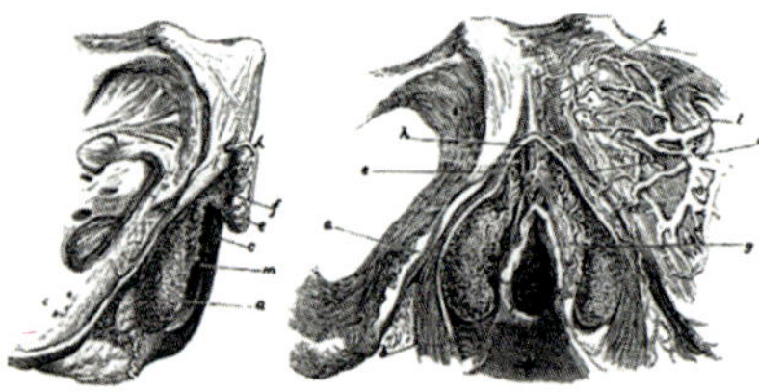

Zeichnung von 1844:
von Kobelt sezierte Klitoris

Der Anatom Georg Ludwig Kobelt hat die Vorhofschwellkörper entdeckt und war lange Zeit der Einzige, der das sensible Nervennetz der Klitoris beschrieben und ihre Anatomie dargestellt hat.

Und 177 Jahre später …

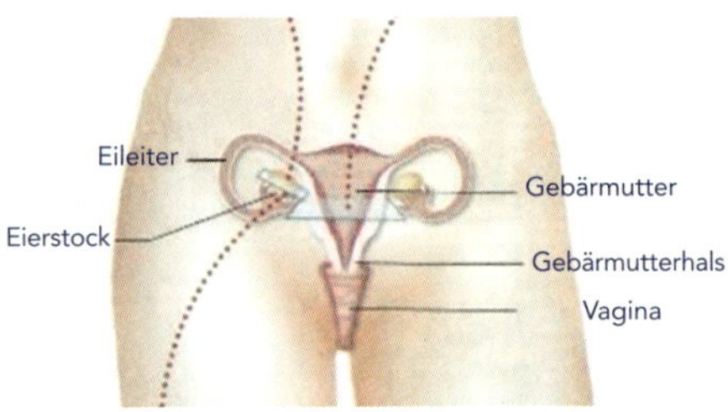

Anatomische Zeichnung aus einem französischen Schulbiologiebuch (Éditions HATIER 2017)

Die Klitoris ist in der weiblichen Anatomie nicht vorhanden.

Wir müssen das Recht auf eine gleichwertige Sexualerziehung einfordern!

Bereits 1844 zeigte eine Zeichnung mehr Information über die Klitoris, als in einem Schulbiologiebuch von 2017 zu finden ist. Wie kann es angesichts einer so genauen anatomischen Darstellung des weiblichen Genitals im Jahr 1844 sein, dass wir bald 200 Jahre später bei diesem Thema nicht weiter sind? Ich habe ein wenig recherchiert und festgestellt, dass die Wertschätzung der Klitoris und der Masturbation im Laufe der Jahrhunderte einer ewigen Berg- und Talfahrt gleicht.

Unglaublich, aber wahr: Schülerinnen haben immer noch keinen Zugang zur präzisen Anatomie ihres Körpers. Das ist ja fast so, als würde man auf den anatomischen Zeichnungen des männlichen Genitalapparates den Penis entfernen. Die Klitoris ist in unseren Schulbüchern schlicht nicht vorhanden.

Wir stehen noch am Anfang einer gleichberechtigten Sexualerziehung. Ich habe mir die Schulbücher angeschaut: Da steht endlos viel über unsere Gebärmutter und die Fortpflanzungsorgane, aber nicht ein einziges Kapitel ist der Klitoris gewidmet. Nur ein Buch (Éditions Magnard) hat die Klitoris korrekt dargestellt. Eines von acht, die alle nach 2017 erschienen sind!

In Deutschland hat Julika Kott 2020 für die *taz* recherchiert: »Außer in [einem Biologieband] wird in keinem der Schulbücher die Klitoris in ihrer Gesamtheit abgebildet.«[5] Die Verlage haben seitdem nachgebessert. Diese vollständige Abbildung der Klitoris findet sich in einem Biologiebuch des Ernst Klett Verlags für die Sekundarstufe I und Mittelschulen, das seit 2021 in allen Bundesländern verwendet wird:

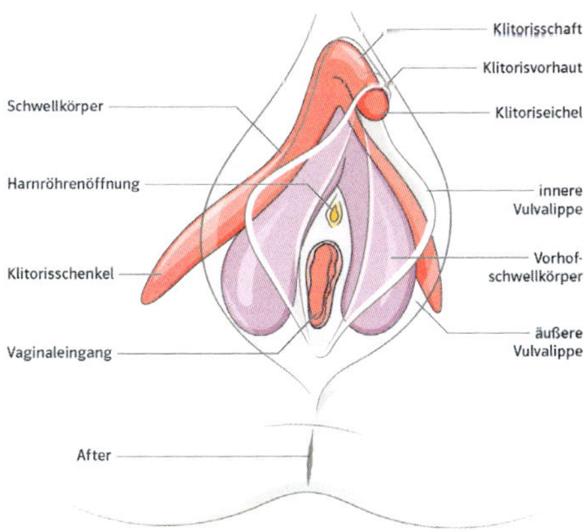

MUST KNOW

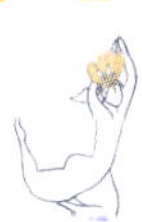

Schon gewusst?

Die mentale Beschneidung der Klitoris und der weiblichen Lust wurde nicht erst gestern erfunden. Die Geschichte ist gespickt von Lügen, die der Unterdrückung der Frau dienen: die Erfindung von Hexen, um gebildete Frauen auszulöschen, die Erfindung der Frigidität, um vaginale Unempfindlichkeit zu erklären, die Erfindung von Nymphomanie und Hysterie, um Frauen zu beschneiden, die Erfindung des Damensattels mit der Begründung, das »Jungfernhäutchen« (Hymen) sei zu schützen, und was weiß ich noch alles …

5. »Größer als du denkst. Klitoris in Lehrbüchern«, *taz*, 11.3.2020.

Geschichtlicher Rückblick

Die Klitoris wurde offenbar um 25 v. Chr. erstmals erwähnt, zur Zeit der Beschneidungen im alten Ägypten. Die Funde beschnittener weiblicher Mumien beweisen, dass die Klitoris seit Urzeiten bekannt und auch die Absicht, uns das Organ der Lust wegzunehmen, nicht neu ist.

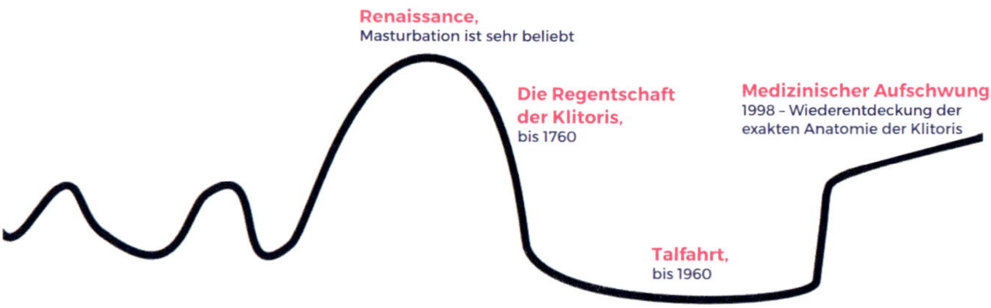

Die Wertschätzung der Klitoris im ewigen Auf und Ab

Lasst uns über die Renaissance sprechen! Wusstet ihr, dass Masturbation und Klitoris damals sehr beliebt waren? Sogar die Kirche spricht sich für die weibliche Masturbation aus, da sie angeblich die Fortpflanzung begünstige – moralische Einwände gelten da auf einmal nicht mehr … Es ist amüsant, sich Tizians *Venus von Urbino* von 1538 anzuschauen, die berühmte Darstellung einer Frau, die sich selbst streichelt. Eines der am häufigsten kopierten Gemälde der Renaissance, so oft, dass sogar eine »offizielle« Kopie angefertigt wurde, um zu verhindern, dass das Original leidet!

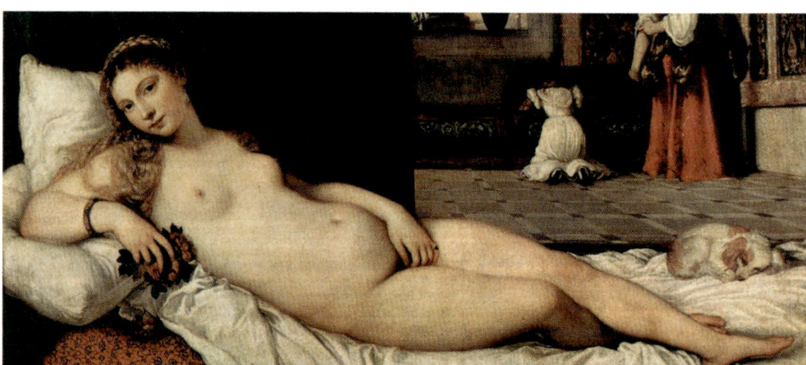

Doch die Wissenschaft macht Fortschritte, und die Annahme, Masturbation sei für die Fortpflanzung notwendig, wird infrage gestellt … Für die Klitoris beginnt eine lange Talfahrt. Als die Befruchtung der Eizelle durch die Samenzelle entdeckt wird, hat der Klitoris letztes Stündlein geschlagen: Sie wird für die Fortpflanzung als überflüssig erklärt und verliert offiziell ihren Nutzen. Zunächst setzt ihr also nicht die Religion, sondern die Wissenschaft zu. Der Masturbation, auch der männlichen, wird an allem die Schuld gegeben. Erneut heißt es, sie mache taub, epileptisch, hysterisch und andere erfreuliche Dinge. *Onania*, ein Buch von 1723, das ins gleiche Horn bläst, wird zum Bestseller.

Es wird noch schlimmer, als im 19. Jahrhundert Internate in Mode kommen und gewaltige Befürchtungen auslösen. In dem Glauben, es könne sich wer weiß was in den Schlafsälen abspielen, werden Anti-Masturbations-Vorrichtungen entwickelt: Keuschheitsgürtel für Jungen und Mädchen. Sogar Klitoridektomie kommt zum Einsatz. Es ist wichtig, sich zu vergegenwärtigen, dass Beschneidungen auch in den europäischen Kulturen bis 1930 keine Seltenheit waren! Diese abscheuliche Praxis wurde zum Beispiel verschrieben, um Hysterie oder Nymphomanie, Migräne oder Epilepsie zu heilen. Bleischwer wiegen diese Vorurteile und lassen sich nicht austreiben. Zu Beginn des 20. Jahrhunderts gab Freud noch seinen psychologischen Senf dazu. Und so verschwand die Klitoris in der Versenkung und brauchte lange, um wieder aufzutauchen.

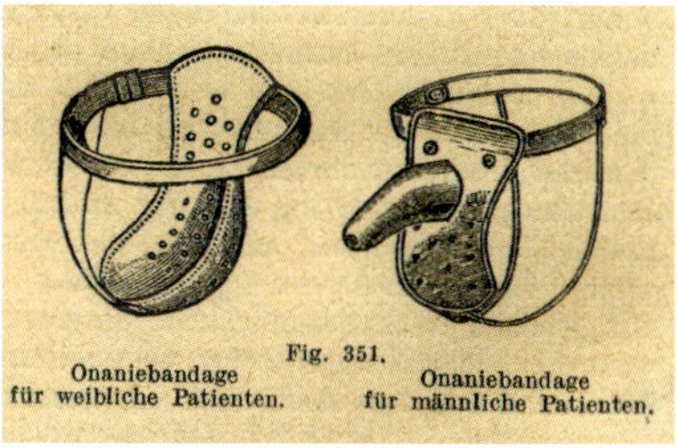

Anti-Masturbations-Gürtel für Frauen und Männer.

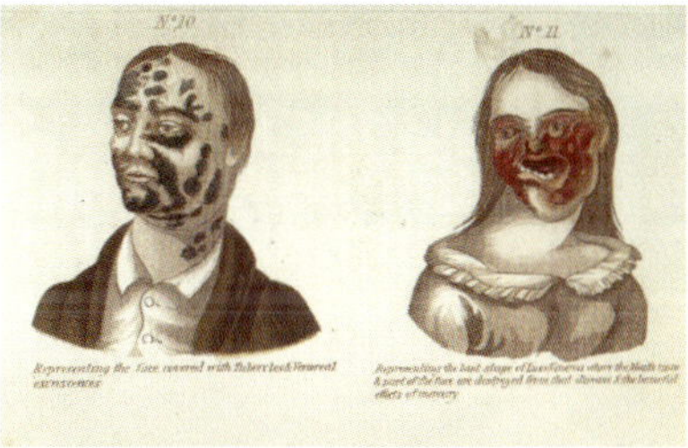

Die Ärzte haben keinen Zweifel: Masturbation ist tödlich.

Die 68er-Bewegung verschafft dann der weiblichen Lust mehr Aufmerksamkeit und politisiert sie stärker. Die Erfindung der Antibabypille zu Beginn der 60er-Jahre ermöglicht eine Trennung von Sex und Empfängnis, und auch die Sexualerziehung an Schulen profitiert von der neuen Offenheit. Die feministische Frauengesundheitsbewegung der 70er- und 80er-Jahre setzt sich für eine genaue anatomische Darstellung der Klitoris und des weiblichen Genitals in seinen unterschiedlichen Ausformungen ein – die Klitoris darf ein wenig glänzen! Mit Freud und seiner Unterscheidung von vaginal und klitoral stehen die neuen Feministinnen auf Kriegsfuß. Doch die alten Mythen wirken bis heute nach.

Erst 1998 stellt die australische Urologin Helen O'Connell die Klitoris mit bis dahin ungekannter Genauigkeit dar und fördert ihre gesamtgesellschaftliche Wiederentdeckung.[6] Heute sind wir in einer Phase, in der die Klitoris wieder stärker ans Tageslicht drängt, also heißt es dranbleiben! Lasst uns erzählen, was wir wissen, und nicht vergessen, unser Wissen an die folgenden Generationen weiterzugeben.

Frigidität ist nicht Frauensache

Allgemein sollte man diese Bezeichnung sorgsam verwenden! Frigidität in Form einer langfristigen Funktionsstörung ist in Wahrheit selten. Der Begriff wird oft unüberlegt rausgehauen und führt bei Frauen zu Komplexen. Heute ist er als Fachausdruck veraltet, man spricht eher von sexueller Appetenzstörung oder Libidoverlust beziehungsweise -mangel. Frigidität, also »Geschlechtskälte«, wurde von männlichen Fachleuten ins Feld geführt, die von weiblicher Lust nichts verstehen. Entsprechende Aussagen sollte man kritisch betrachten, um tatsächlichen Libidoverlust nicht mit falschen Fakten zu weiblicher Lust zu verwechseln. Lange Zeit haben die Ärzte eine Frau, die keinen vaginalen Orgasmus hat, lieber als frigide eingestuft, als zu erforschen, ob es den vaginalen Orgasmus wirklich gibt! Neue Informationen belegen, dass der vaginale Orgasmus ein reiner Mythos ist, sie tragen dazu bei, dass Komplexe in Verbindung mit Libidomangel, die durch Unwissenheit entstanden sind, verschwinden. Es kann nicht sein, dass Frauen immer noch Frigidität unterstellt wird, obwohl ihre Klitoris in Wirklichkeit sehr gut funktioniert und es genügt, sich mehr um sie zu kümmern.

MUST KNOW

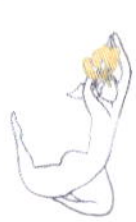

#wichtig

Ich glaube nicht, dass es mehr frigide Frauen als frigide Männer gibt. Solche Fälle kommen bei beiden Geschlechtern vor. Sie zeichnen sich durch eine langfristig schwache oder fehlende Libido aus. Dass aber die Lust hin und wieder verschwindet, ist ganz normal. Im Laufe unseres Lebens kann es immer wieder Phasen geben, in denen unsere Libido schwächer ausgeprägt ist oder ganz verschwindet. Unser Körper teilt sich uns mit, und niemand sollte sich zur Lust zwingen, wenn die Lust nicht da ist.

6. O'Connell, Helen E.: »The Anatomy of the Clitoris«, *The Journal of Urology*, Vol. 174 (2005), S. 1189–1195.

Schon gewusst?

In schwierigen Lebensabschnitten kann es vorkommen, dass Frauen, die sonst leicht zum Orgasmus kommen, für eine gewisse Zeit Probleme damit haben. Unsere psychische Verfassung, unsere mentale Belastung, unsere Alltagssorgen siegen manchmal über die Fähigkeit loszulassen, die uns ermöglicht, einen Orgasmus zu haben. Die Klitoris ist dann eine Zeit lang wie betäubt. Wie gesagt, das ist ganz normal: Man darf nicht vergessen, dass die Klitoris ein richtiges Psycho-Barometer ist.

»Ich mache zurzeit eine starke Chemotherapie. Es ist schwer, seinen Körper zu lieben, wenn er so entstellt ist. Masturbation gibt mir Sicherheit und hilft mir, mich so zu akzeptieren, wie ich bin.«

»Wenn ich ein bisschen deprimiert bin, ist es ein wenig schwerer, zum Orgasmus zu kommen.«

»Ich möchte gern verstehen, warum ich bei mir selbst Vaginismus habe.«

»Seit ich Antidepressiva nehme, habe ich keine Orgasmen mehr.«

»Ich habe wegen meiner Trennung eine schwere Zeit. Meine Klitoris ist wie betäubt. Ich fühle nichts mehr!«

»Ich habe mit meiner Klitoris schon oft Schwankungen erlebt, sie ist ein richtiges Psycho-Barometer. Wenn es uns nicht gut geht, meldet sich auch die Klitoris ab. Aber immer wenn es mir besser ging, kamen auch meine Empfindungen zurück.«

Frauenzeitschriften, mein bester Feind

Aufgepasst bei allem, was wir lesen. Bleiben wir wachsam … Frauenzeitschriften sind nicht unbedingt feministisch. Sie sind eher eine Quelle der Fehlinformationen und die falschesten unter den falschen Freunden, wenn es darum geht, uns unsere Sexualität zu erklären. Es genügt, »Tipps für das erste Mal« bei Google einzutippen, um auf die Chronik des phallozentrischen Unsinns zu stoßen, der uns in unserer Jugend aufs Brot geschmiert wurde.

Orgasmen sind immer klitoral. Der vaginale Orgasmus existiert nicht.

Beim ersten Mal sollte man nicht mit einem Orgasmus rechnen.

Ein gleichzeitiger vaginaler Orgasmus ist sehr selten. Zu Beginn des Sexuallebens ist das klitorale Empfinden leichter und schneller zugänglich. Die Gynäkologin meint dazu, dass man nicht enttäuscht sein sollte, wenn man beim ersten Mal keinen Orgasmus bekommt: »Es wird noch viele andere Gelegenheiten geben.«

Sich auf das Vorspiel konzentrieren

#Phallozentrismus

Dieser Teil des Liebesakts sollte nicht fehlen. Die Gynäkologin rät, ihn nicht auszulassen. Nur beim Vorspiel kann genügend Feuchtigkeit erzeugt werden. Aber alles hängt davon ab, was man als »Vorspiel« bezeichnet. Es kann sich auch gut und gerne im Kopf abspielen und so für genügend Feuchtigkeit sorgen.

Das Vorspiel dient nicht der Befeuchtung. Es geht nicht nur darum, unseren Körper auf die Penetration vorzubereiten! Das Vorspiel ist wichtig, weil es unsere Klitoris stimuliert und sich gut anfühlt!

Home/Sex/Tests & Fragebogen

Seid ihr vaginal oder klitoral?

Es ist wichtig, den eigenen Körper zu kennen, bevor die Tage kommen! Denn einen Tampon zu benutzen, ist nicht der beste Weg, um den Körper zu entdecken. Erforscht euren Körper mit euren Händen, ganz ohne Komplexe!

Lernt euren Körper kennen

Um mit sich selbst im Einklang zu sein, empfiehlt die Gynäkologin, den eigenen Körper gut kennenzulernen, bevor man zum ersten Mal Sex hat. Man sollte keine Angst haben, sich selbst zu berühren, Masturbation ist etwas ganz Natürliches. Auch das Benutzen eines Tampons ermöglicht, sich mit der eigenen Anatomie vertraut zu machen.

Es gibt auch Zeitschriften und Online-Medien, die das weibliche Genital respektvoll behandeln. Zum Beispiel das *Missy Magazine*, pinkstinks.de oder das Online-Magazin *Edition F.*

Mit Klischees aufräumen

Nein, Penetration ist für einen Orgasmus kein Muss

Penetration ist kein Muss! Achtung, das heißt nicht, dass man mit Penetration nicht zum Orgasmus kommt. Es bedeutet nur, dass Penetration nicht zwingend notwendig ist und man auch durch die äußere Stimulation der Vulva, der Schamlippen und der Klitoriseichel kommen kann.

Nicht vergessen

Die Klitoris ist ein bewegliches Organ, das bedeutet, sie bewegt sich mit uns mit, je nachdem, wie wir den Beckenboden anspannen und welche Stellung wir einnehmen. Es gibt also eine Vielzahl von Hebeln, um die Klitoris zu stimulieren.

»Ich komme nur durch Masturbation zum Orgasmus. Ich schlafe gern mit meinem Freund, aber ich schaffe es nicht, zu kommen.«

»Ich komme nicht jedes Mal, wenn mein Partner mich penetriert, aber ich bekomme leicht einen Orgasmus, wenn ich masturbiere.«

»Ich masturbiere ohne Selbstpenetration. Ich stimuliere meine Klitoris von außen und kann, wenn ich will, nach 30 Sekunden kommen.«

»Ich penetriere mich nur selten, wenn ich mich streichle, weil ich leichter komme, wenn ich meine Vulva berühre.«

MUST KNOW

Das Hymen oder Vaginalkränzchen

Auch in Bezug auf das sogenannte »Jungfernhäutchen« müssen wir mit Mythen aufräumen: 1. Das Hymen ist in Wahrheit kein »Häutchen«, sondern ein Schleimhautsaum, der die Vaginalöffnung umrandet. Wir nennen es also besser Vaginalkränzchen. 2. Ein »intaktes« oder »beschädigtes« Vaginalkränzchen sagt nicht notwendigerweise etwas darüber aus, ob wir schon einmal Sex mit Penetration gehabt haben oder nicht, also müssen wir uns bei der Selbstbefriedigung auch nicht darum sorgen. Es wird in der Pubertät genauso dehnbar wie die übrige Vagina und reißt nicht, weder beim Sex noch beim Sport noch durch Tampons noch bei der Masturbation. Das Hymen hat also nichts damit zu tun, was wir unter »Jungfräulichkeit« verstehen.

Und wann reden wir über Beschneidung?

Einer der tragischsten Belege dafür, dass die Klitoris seit Jahrhunderten bekannt ist, sind Beschneidungen! Dass sie seit Urzeiten verstümmelt wird, beweist eindeutig, dass ihre Existenz kein Geheimnis ist. Wenn wir die weibliche Lust anerkennen, können wir auch die Auswirkungen der Genitalverstümmelung bewerten, die darauf zielt, eben dieses weibliche Begehren zu zerstören. Deshalb ist unser Genital politisch.

Eine tragische Tatsache, die immer noch aktuell ist. Die Zahlen sind zum Heulen. Bereits 2004 hieß es, jede Minute würden vier Mädchen auf der Welt beschnitten, und 12 bis 15 Prozent von ihnen würden an den infektiösen Folgen der Verstümmelung sterben. Diese Zahlen sind alles andere als rückläufig. Mitte der 2000er lebten in Frankreich 60.000 beschnittene Frauen, Anfang der 2010er Jahre waren es Schätzungen zufolge bereits um die 125.000. In Deutschland waren es 2020 etwa 68.000. Dabei ist Genitalverstümmelung hier auch strafbar, wenn sie bei in Deutschland lebenden Mädchen und Frauen im Ausland, zum Beispiel in den Ferien, durchgeführt wird.

Dr. Pierre Foldès ist auf die Rekonstruktion der Klitoris spezialisiert und hat die »heilende« Chirurgie für beschnittene Frauen entwickelt. Er hat bereits über 6000 Opfer von Genitalverstümmelung operiert. Die Beschneidung verstümmelt vor allem den äußeren Teil der Klitoris. Dr. Foldès gelingt es, den Körper der Frauen mithilfe des innenliegenden Teils der Klitoris zu rekonstruieren. In Interviews bestätigt er, dass eine beschnittene Frau durch eine solche Rekonstruktion nach und nach ihr Empfindungsvermögen zurückerhält. Dabei hilft häufig Masturbation.

In einem Zeitungsinterview für *Le Monde* betont er, dass es dauert, bis man sich seinen Körper wieder aneignet: »Ohne Begleitung waren sie orientierungslos, sie dachten, dass die Operation ausreiche. Doch daran muss man arbeiten, mit Körper und Geist.«[7] Eine Frau, die als Dreijährige im Senegal verstümmelt wurde und seit ein paar Monaten »geheilt« war, sagte in einer Gesprächsgruppe: »Es ist wichtig, Fragen stellen zu können, zu erzählen, was man fühlt, anderen Frauen zuzuhören, die auch operiert wurden. Man weiß nicht, was das ist, eine Klitoris, und wie sie funktioniert; sie wurde uns genommen, und wir entdecken sie erst, wie ein Kind.«

MUST KNOW

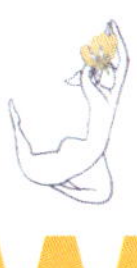

#wichtig

Wenn ihr Opfer einer Beschneidung seid, könnt ihr euch unter anderem an das staatliche Hilfetelefon Gewalt gegen Frauen wenden: **www.hilfetelefon.de** (0800 011 6016)

Was sind die Folgen für beschnittene Frauen?

- Schmerzen
- Blutungen
- Infektionen
- Probleme beim Wasserlassen
- Vermindertes sexuelles Empfinden
- Komplikationen bei der Schwangerschaft und Geburt
- Psychologische Traumata und weitere …

7. »Après des mutilations sexuelles, réparer les corps et les âmes«, lemonde.fr, 8.7.2017.

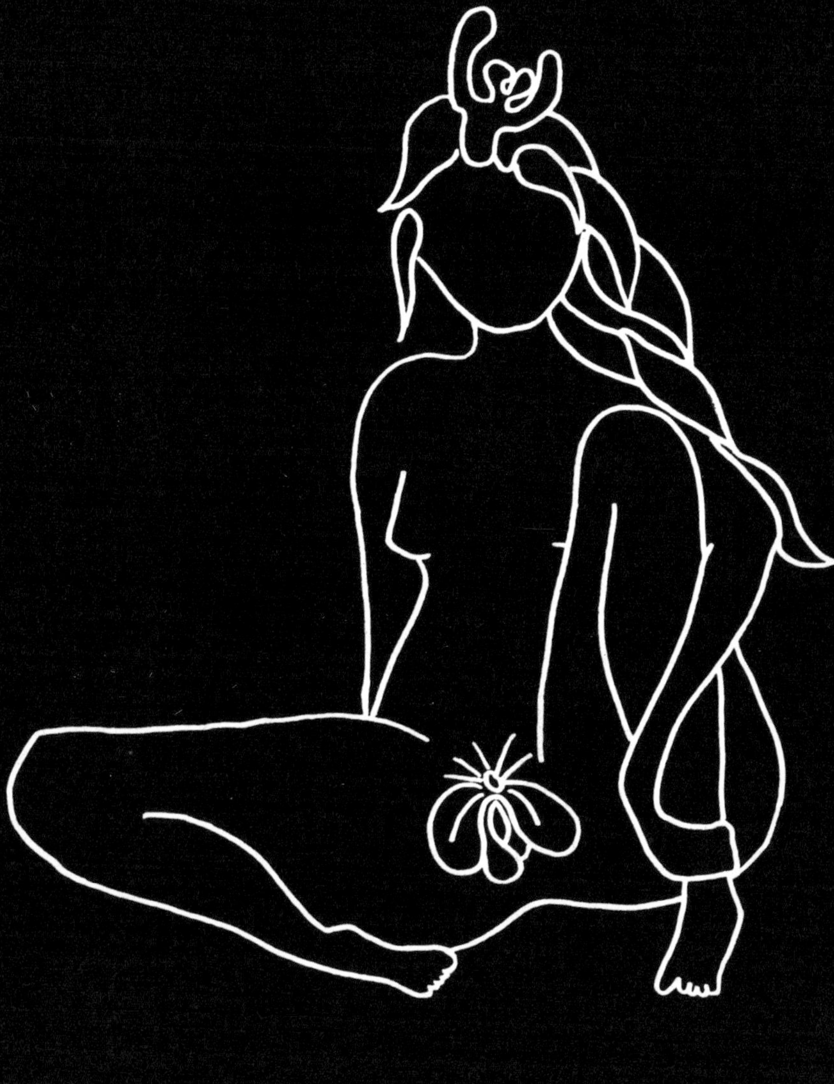

4

DIE KLITORIS, BLÜTE DER WEIBLICHEN LUST

»Nach wenigen Minuten
Von eigener Hand
Die erstaunliche Reise.«

Unbekannt

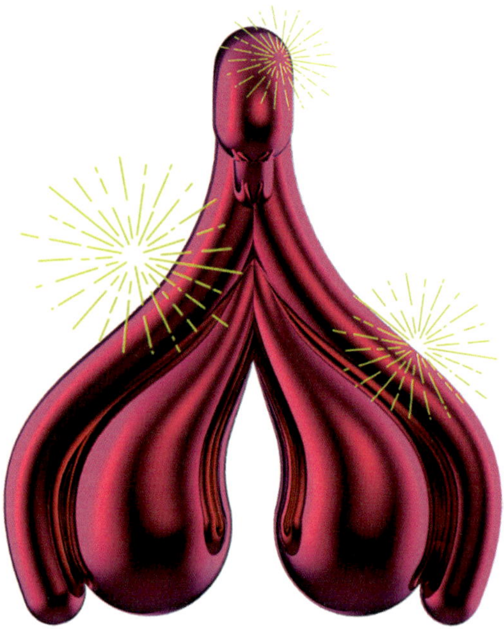

MUST KNOW

#KlitoQuiz

Wer hat eine Klitoris?

ALLE weiblichen Säugetiere haben eine Klitoris! Katze, Panda, Kuh, Wal, Maus … sie alle haben eine. Und wusstet ihr, welches Tier proportional die größte Klitoris hat? Tja, das ist die Tüpfelhyäne! Erstaunlicherweise lebt sie in einem Matriarchat. Die Weibchen sind dominant, und ihr Platz in der Hierarchie wird von Mutter zu Tochter vererbt.

NIEMAND HAT MIR JE GESAGT, DASS ICH EINE KLITORIS HABE

ABER

DIE KLITORIS MISST ZWISCHEN 8 UND 12 CM

ABER

DIE KLITORIS BESITZT 8000 NERVENVERBINDUNGEN

ABER

DIE KLITORIS IST EIN EREKTILES ORGAN

ABER

DANK DER KLITORIS KOMMT EINE FRAU ZUM HÖHEPUNKT

ABER

DIE KLITORIS IST EIN MOBILES UND AKTIVES ORGAN

ABER

ALLE ORGASMEN SIND KLITORAL

ABER

DER VAGINALE ORGASMUS EXISTIERT NICHT

ABER

EINE FRAU KANN NACH 30 SEKUNDEN KOMMEN

Die Anatomie der Klitoris

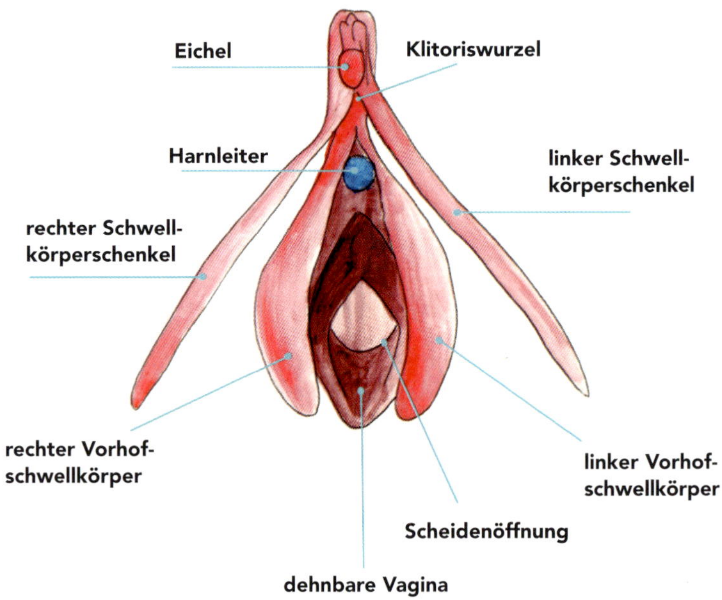

Die Schwellkörperschenkel

Die beiden Klitorisschenkel bestehen aus erektilem, kavernösem Gewebe, das sich bei sexueller Erregung mit Blut füllt.

Der Schaft

Hier treffen die beiden Schenkel aufeinander.

Die Eichel

Die Eichel ist der einzige sichtbare Teil des klitoralen Schwellkörpers. Manchmal liegt er auch vollständig unter der Vorhaut verborgen.

Die Vorhofschwellkörper

Die beiden Vorhofschwellkörper liegen hufeisenförmig über der Scheidenöffnung. Wenn sich diese Muskeln zusammenziehen, drücken sie Blut in den Schaft und lassen die Klitoris so stärker erigieren.

Die Klitoris: das einzige Pure-Lust-Organ

- Sie ist durchschnittlich zwischen 8 und 12 Zentimeter groß.
- Sie ist zu 5 Prozent ein äußeres und zu 95 Prozent ein inneres Organ. Die Klitoriseichel liegt außen, der Rest verborgen im Körperinneren.
- Sie besitzt 8000 Nervenenden. Zum Vergleich: Das männliche Glied besitzt 5000.
- Sie schwillt bei Erregung an. Sie füllt sich mit Blut und kann im erregten Zustand bis zu doppelt so groß werden.
- Sie ist ein mobiles Organ, also nicht statisch, und folgt den Bewegungen des Körpers. Sie bewegt sich zum Beispiel, wenn wir unseren Beckenboden anspannen, oder bei der Penetration.

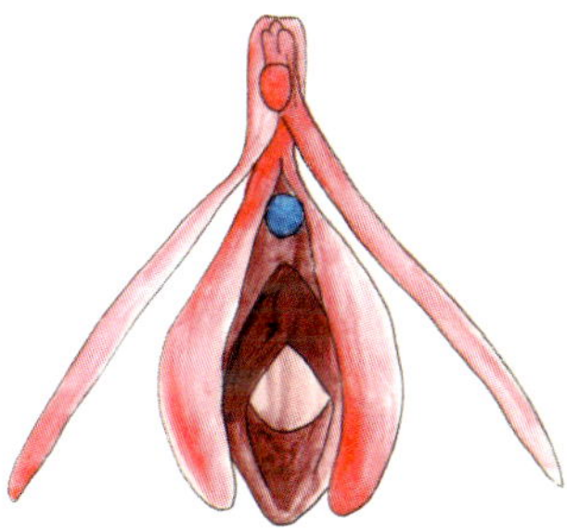

ruhende Klitoris

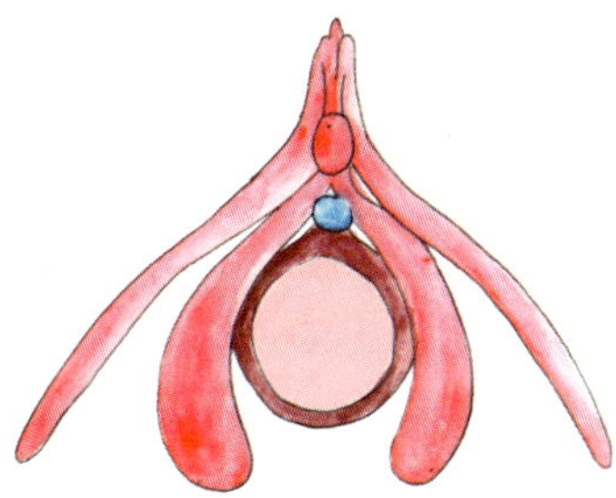

erregte Klitoris

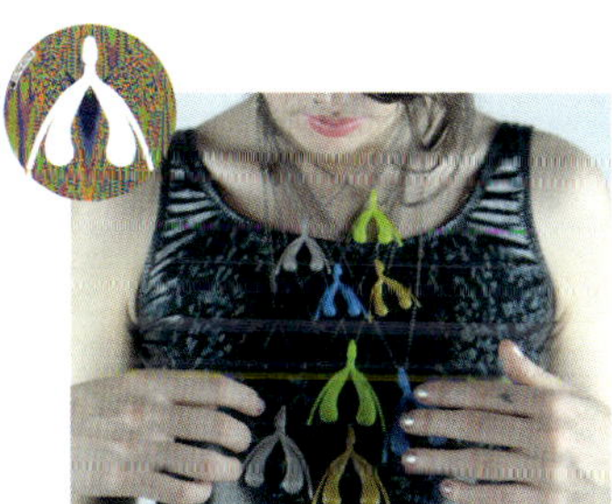

#Inspiration

Hinter @ClitoClito steckt eine Berlinerin: die Gründerin Caroline bietet Klitoris-Halsketten an. #WeLoveIt

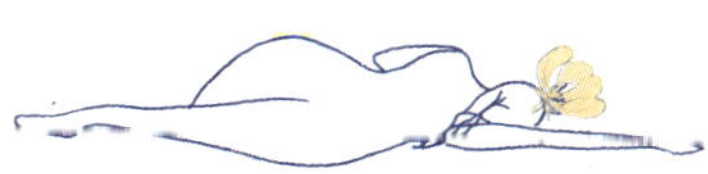

Die Klitoris in 3D

Odile Fillod, eine unabhängige französische Forscherin, erstellte 2016 ein Modell der Klitoris in Originalgröße, das mit einem 3D-Drucker ausgedruckt werden kann. Sie will so ein Bewusstsein für die Dimensionen und die Funktionsweise der Klitoris schaffen, dieses Organs, das einzig und allein dem Lustempfinden dient. Und sie will Frauen helfen, ihren Körper besser kennenzulernen und so Kontrolle über ihn zu erlangen.

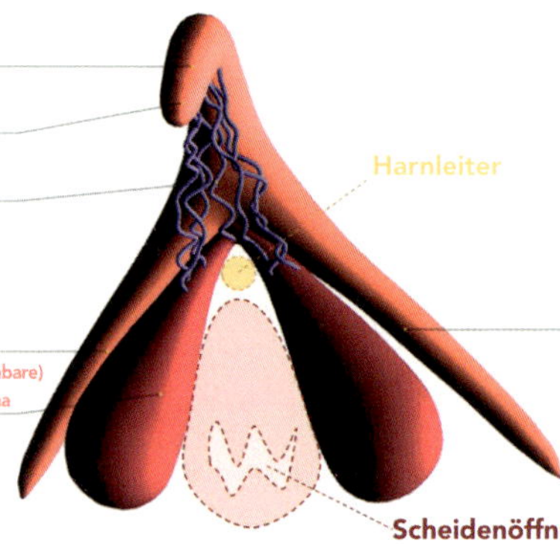

Ein nicht nur symbolischer Schritt

Ihre 2016 entwickelte Klitoris-Plastik machte die genaue Anatomie der Klitoris einem breiten Publikum in 3D zugänglich – ein wichtiger Wendepunkt in der Demokratisierung der Klitoris, denn dank der Arbeit von Odile Fillod haben wir ein fabelhaftes Instrument zur Verfügung, um den anatomischen Aufbau der Klitoris zu vermitteln.

Hier könnt ihr die Vorlage für das tolle 3D-Modell herunterladen oder es direkt bestellen: odilefillod.wixsite.com/clitoris

Wo liegt sie genau?

Es ist wirklich wichtig zu wissen, wo genau die Klitoris im Körper liegt. Wo sitzt sie bei mir? Wie reagiert sie auf die Bewegungen meines Körpers? Wie wird sie stimuliert?

Dieses Schema zeigt die Klitoris in ihrer Umgebung und hilft, die Funktionsweise unseres Körpers besser zu verstehen:

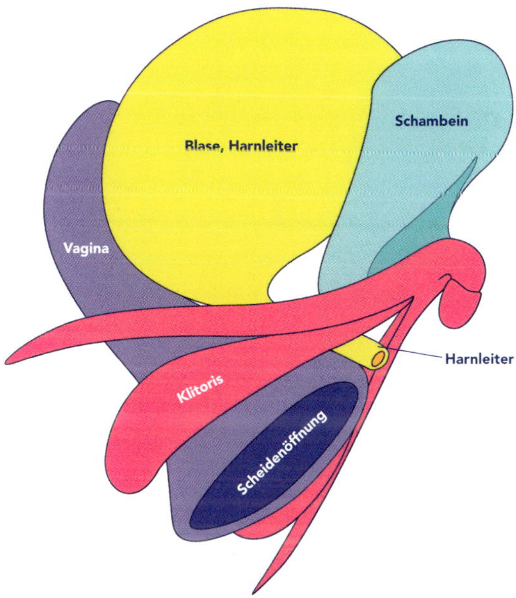

MUST KNOW

#wichtig

Zu diesem Modell haben uns die 3D-Aufnahmen von Pierre Foldès inspiriert. Seine Clips auf meinem Instagram-Account @gangduclito kann ich euch sehr ans Herz legen. Dort findet ihr ein unglaubliches 3D-Video, das zeigt, wie die Klitoris funktioniert. Los, los! Nicht verpassen!

Die Klitoris ist ein mobiles Organ. Wir können die Vorhofschwellkörper und die Klitorisschenkel mithilfe unseres Beckenbodens an die Vagina ziehen.

Wie steht es um die weibliche Sexualmedizin?

Christoph Kolumbus entdeckte Amerika im Jahr 1492. Neil Armstrong betrat den Mond 1969. Helen O'Connell entdeckte die Klitoris im Jahr 1998 (wieder)! Der folgende Zeitstrahl zeigt die gewaltige Verspätung bei der weiblichen Sexualmedizin.

1998

Sezierung einer Klitoris
Darstellung der genauen Anatomie der Klitoris durch Helen O'Connell, Melbourne, Australien

Was geschieht im gleichen Jahr?
Viagra kommt auf den Markt. Es ist bereits bekannt, wie Erektionsstörungen beim Mann behandelt werden können, während die meisten gerade erst erfahren haben, wie eine Klitoris aussieht.

2005

MRT der Klitoris
Kernspintomografie der Klitoris durch Helen O'Connell. Melbourne, Australien

2008

Ultraschallaufnahme der Klitoris
Erstes Ultraschall durch Odile Buisson und Pierre Foldès. Frankreich

2010

Ultraschallaufnahme der Klitoris während des Koitus
Ultraschall durch Odile Buisson und Pierre Foldès. Frankreich

2016

Klitoris-Plastik in 3D
Dieser Schritt ermöglicht, die Anatomie der Klitoris einem breiten Publikum zu vermitteln. 3D-Kreation von Odile Fillod.

2017

Die Klitoris taucht (beinahe) vollständig in unseren Schulbüchern auf
Nur ein kleiner Sieg. Ein Schulbuch in Deutschland zeigt in den anatomischen Darstellungen die Klitoris vollständig.

»Ich wusste nicht, wie mein Genital aussah, und habe lange Zeit geglaubt, ich sei ein Hermaphrodit, weil ich bei der Penetration keine Lust empfand. Auf den Abbildungen, die ich fand, war keine Klitoris zu sehen.«

»Ich habe erst spät erfahren, wie meine Klitoris aussieht! Und ich bin sehr wütend. Wie kann man ein ganzes Organ verschweigen?«

Warum so spät?

Die Klitoris wird an den medizinischen Hochschulen immer noch nicht so erforscht, wie sie sollte, und die Kliniken sind auch nicht hinreichend ausgestattet, um sie korrekt zu untersuchen. Der Hauptgrund dafür ist, dass die Klitoris keine spezielle Funktion bei der Fortpflanzung hat. Sie dient nur dem Lustempfinden der Frau, ist also unnütz, denn erinnert euch: Eine anständige Frau kommt nicht :)

Odile Buisson ist eine französische Gynäkologin mit großem Interesse an der Klitoris. Ihr und Pierre Foldès verdanken wir die erste Ultraschallaufnahme dieses Organs.

In einem Interview mit dem Radiosender France Inter erklärte sie den schändlichen Rückstand der Forschung:

»Die klassische Medizin steht der weiblichen Lust gleichgültig gegenüber. Die weibliche Lust wirkt einschüchternd auf Männer, also auch auf Ärzte. Frauen werden durch männliche Vorstellungen geprägt. Wir saugen das Patriarchat mit der Muttermilch auf, und auch die Ärzte sind stark vorgeprägt. Es ist aber nicht wissenschaftlich, dem weiblichen Körper mit Vorurteilen zu begegnen und ihn zu vernachlässigen.«

»Die Universitäten interessieren sich nicht für die weibliche Lust. Für Erektionsstörungen schon eher, denn die Ejakulation hängt mit der Fortpflanzung zusammen. Sexualmedizin spielt im Medizinstudium keine Rolle. Als junger Arzt, der gerade anfängt, hat man auf Fragen von Patientinnen zu diesem Thema keine Antworten.«

MUST KNOW

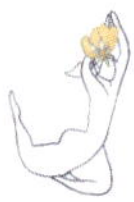

#wichtig

Von Bénédicte Lanfrey, Mitbegründerin von @Wonderclito

Hat man uns etwa angelogen? Bis eben forderten uns die Frauenzeitschriften noch auf, uns als klitoral oder vaginal »einzuordnen«. Wir sahen uns als Links- oder Rechtshänderinnen, die sich vergeblich wünschen, beidhändig zu sein. Aber nein … wir können machen, was wir wollen, oft klappt es nicht mit dem Orgasmus. Das belastende Gefühl der Unvollkommenheit ist daran nicht unschuldig …

Wie können falsche Glaubenssätze unser Sexualleben über Generationen bestimmen und dem körperlichen Erleben entgegenstehen? Wir brauchen keine Theorien, um Lust zu empfinden. Es ist uns egal, was Freud vor einem Jahrhundert gesagt hat. Unsere Gefühle kennen die Wahrheit, sie sind die einzige Wahrheit. Und doch ist die Kluft zwischen den Geschlechtern beim Orgasmus größer als beim Gehalt. Unsere Sexualkultur stellt die männliche Lust ins Zentrum, und die freudianischen und religiösen Theorien dienten nur der Bestätigung einer phallozentrischen Weltsicht.

Es ist (zum Teil) die Wissenschaft, die die Klitoris im 18. Jahrhundert in der Versenkung hat verschwinden lassen (als man herausfand, dass Lust und Fruchtbarkeit nicht in Verbindung stehen). Vielleicht wird die Klitoris heute durch sie rehabilitiert.

Die (wahre, ganze) Klitoris in den Mittelpunkt des sexuellen Empfindens zu stellen, ist eine kopernikanische Revolution. Die Heterosexualität muss endlich wieder clito-zentristische Praktiken erfinden, die Männern und Frauen gleichberechtigt Orgasmen einräumen. Eine geteilte Sexualität, die einen Austausch anstrebt, eine echte Verbindung (zu sich selbst, seinen Empfindungen, zum anderen), die gelassen ist, bei der Frigidität und Impotenz neu bewertet werden.

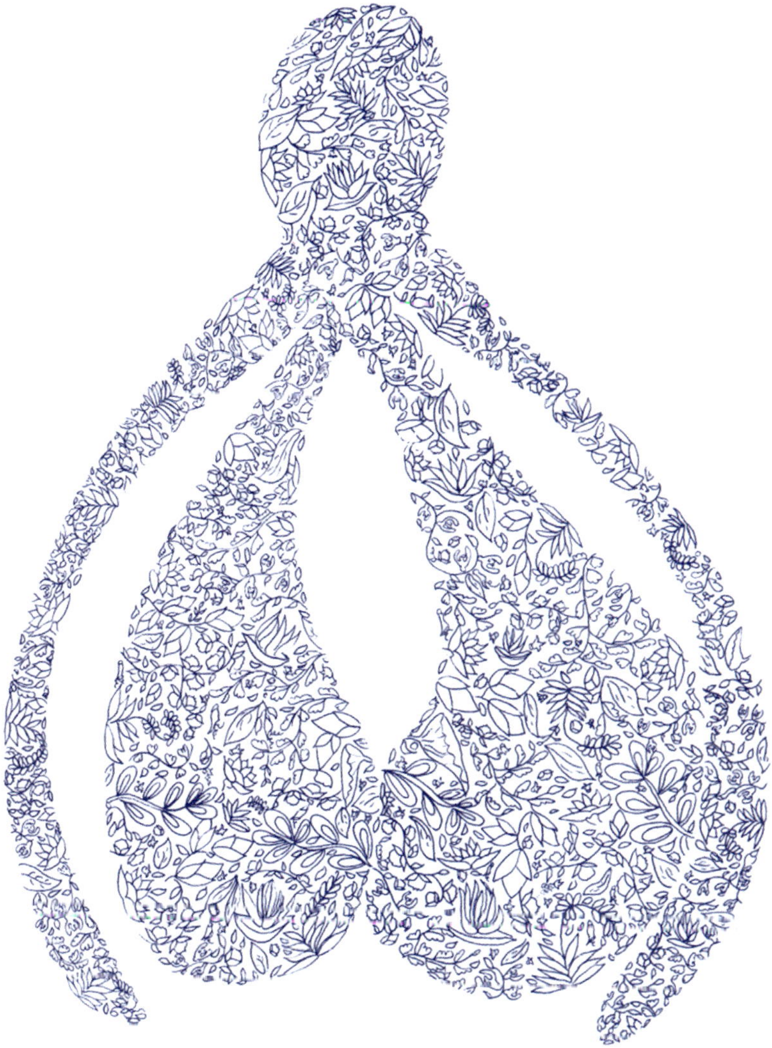

Die Klitoris, Blüte der weiblichen Lust

Alle Orgasmen sind klitoral

Bis jetzt gibt es keine wissenschaftliche Studie, die beweisen würde, was ich in diesem Kapitel zu klitoralen Orgasmen sage. Ich möchte zwischen uns geklärt wissen, dass es sich um die Ergebnisse meiner persönlichen Recherche auf Grundlage eurer 6345 Erfahrungsberichte handelt. Man tut, was man kann … Auch wenn zu diesem Thema keine Studien vorliegen, geben meine Hypothesen zumindest Hinweise, die dem besseren Verständnis unserer Körper dienen können. Das habe ich verstanden:

1. **Orgasmen sind unterschiedlich intensiv, aber alle Orgasmen entstehen in der Klitoris.**
2. **Es gibt nicht den einen Orgasmus, sondern viele verschiedene.**
3. **Wird ein Orgasmus von einer einzelnen Zone der Klitoris ausgelöst, nenne ich das einen isolierten Orgasmus.**
4. **Wird ein Orgasmus von mehreren Zonen der Klitoris gleichzeitig ausgelöst, nenne ich das einen choralen Orgasmus.**
5. **Um einen Orgasmus auszulösen, müssen eine oder mehrere Zonen der Klitoris aktiviert werden.**
6. **Alle Zonen der Klitoris können Orgasmen auslösen.**
7. **Eine aktivierte Zone ist vor Erregung geschwollen (blutgefüllt).**
8. **Eine geschwollene Zone kann doppelt so groß und hart werden, es handelt sich dann um eine erigierte Zone.**
9. **Die Phase dieses Erregungsanstiegs kann als »Hochglühen« bezeichnet werden.**

MUST KNOW

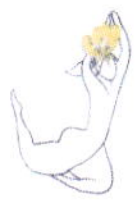

#wichtig

Abgesehen von der Lust, die man dabei verspürt, hilft der Orgasmus dabei, die Erregung in den Zonen zu verbreiten und die sogenannten erregten Zonen auszudehnen. Je mehr Orgasmen man hat, desto stärker schwillt die Klitoris an, sie kann doppelt so groß und härter werden. Die Intensität des Orgasmus ist jedoch nicht unbedingt von der Länge der Erregungsphase, des »Hochglühens«, abhängig.

»Ich fühle etwas im oberen und im unteren Teil meiner Klitoris.«

»Der obere Teil löst Schauer aus, der untere eher Hitzewallungen.«

»Ich habe verschiedene Stellen an meiner Klitoris entdeckt, die für Feuerwerke sorgen. Oben und unten.«

»Bei mir gibt es den Orgasmus oberhalb der Klitoris, der schneller vergeht. Und den im unteren Teil, der wirklich tief innendrin zu spüren ist.«

»Manchmal habe ich einen Orgasmus, bei dem aus dem oberen Teil Lustwellen kommen.«

»Ich habe drei verschiedene: den an der Klitoriseichel, den zwischen den Schamlippen und der Klitoris und den der G-Zone (stark).«

»Ich habe das Gefühl, dass der erste Orgasmus immer mechanischer ist als die darauffolgenden. Diese sind tiefgehender.«

»Man kann spüren, wie das Geschlecht vor Lust anschwillt.«

»Manchmal ist es so, als ob mein Orgasmus eine Stufe überspringt, es steigt an und bumm, aber dann ist es nicht so gut und auch kürzer.«

»Es kommt vor, dass Ich fast bis zum Höhepunkt komme und dann keinen Orgasmus habe, aber auch nicht weiter masturbieren kann.«

Isolierte Orgasmen

Zu einem isolierten Orgasmus kommt es, wenn eine Klitoriszone stimuliert wird und im Anschluss manchmal eine weitere, die einen zweiten Orgasmus auslöst. Viele Kombinationen sind denkbar: Meistens ist der erste Orgasmus isoliert, weil wir ihn auslösen, bevor alle Zonen der Klitoris »hochgeglüht« sind.

Erinnerung: Mit »Hochglühen« ist die Phase bis zur Erektion der Klitoris gemeint. **Das Hochglühen dauert euren Erfahrungsberichten nach zwischen einer und 20 Minuten.**

Die Erregung geht von einer bestimmten Zone auf den ganzen Körper über

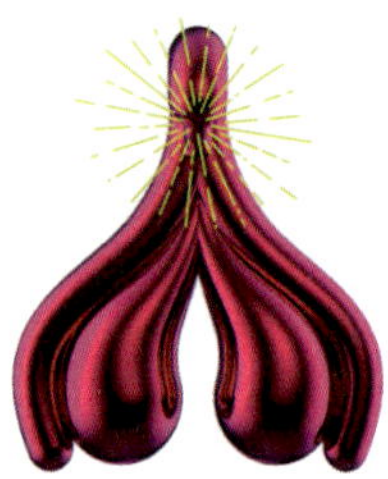

Hier geht der Orgasmus von der Eichel aus

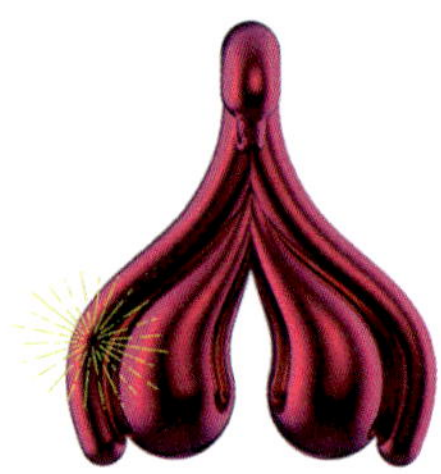

Hier geht der Orgasmus vom rechten Klitorisschenkel aus

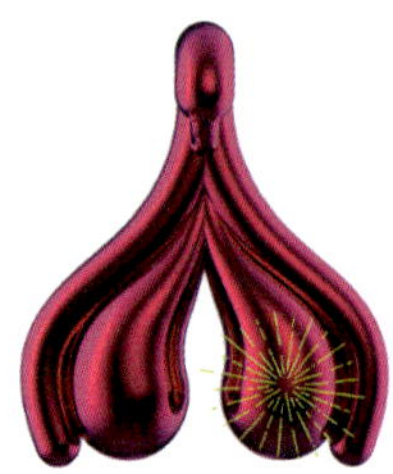

Hier geht der Orgasmus vom linken Vorhofschwellkörper aus

Aus euren Erfahrungsberichten geht hervor, dass der Orgasmus in jedem Teil der Klitoris ausgelöst werden kann (oben, unten, rechts, links).

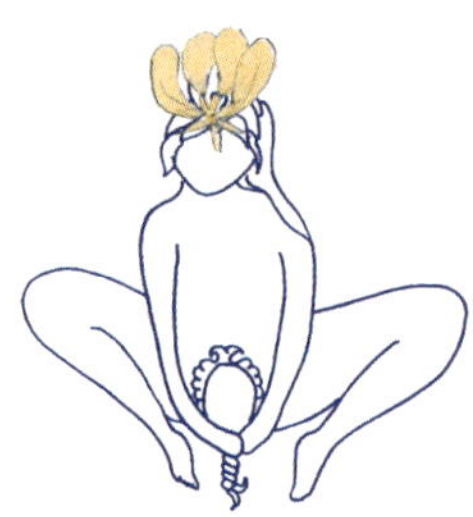

Chorale Orgasmen

Je stärker die Klitoriszonen vor dem Orgasmus aktiviert werden, desto tiefer sind die ausgelösten Empfindungen, denn die Wahrscheinlichkeit steigt, dass mehrere Zonen der Klitoris hochgeglüht sind. Das nenne ich chorale Orgasmen.

Beispiel: Der erste Orgasmus kann in mehreren Zonen stattfinden, wenn man wartet, bis die Erregung in alle Zonen vorgedrungen ist, bevor man ihn auslöst.

Chorale Orgasmen werden in mehreren Zonen gleichzeitig ausgelöst

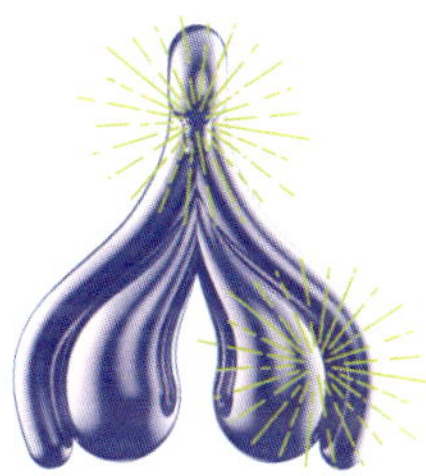

Sie können in zwei Zonen gleichzeitig entstehen

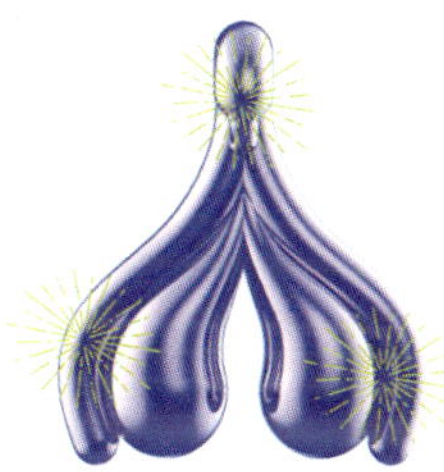

Manchmal sogar in drei verschiedenen Zonen

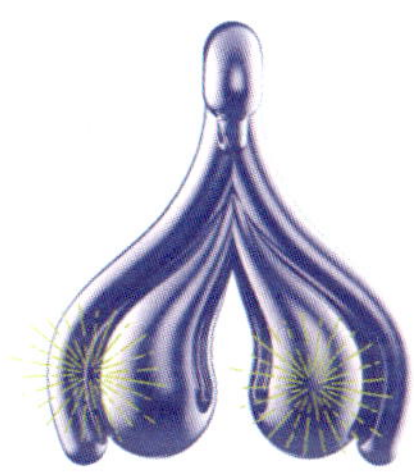

Hier kommt der Orgasmus aus dem unteren Teil der Klitoris

Die Zonen im unteren Teil der Klitoris sorgen für tief liegende Empfindungen, sodass man oft glaubt, sie kämen aus der Vagina.

Penetration, die gleichzeitig zur Stimulation der Klitoris stattfindet, ermöglicht einen umfassenderen Orgasmus, der alle Zonen gleichzeitig erfasst.

Und was ist eine Fantasie?

Oft handelt es sich um ein erotisches Szenario, ob nun ausgedacht oder nicht, das sexuell erregend ist. Fantasien spielen manchmal eine entscheidende Rolle bei der Masturbation. Das ist nur logisch, denn vergesst nicht, dass der Orgasmus als Reaktion des Gehirns auf ein Lustobjekt gilt. Um erregt zu werden, brauchen wir unser Gehirn. Man sollte sich erlauben, den eigenen Gedanken bis zum Ende zu folgen, um zu sehen, wer man ist, was man mag. Das hebt die Stimmung, baut Druck ab – eine wahre Katharsis. Der Moment gehört nur uns; er erlaubt uns, unsere intimsten Wünsche auszuleben. Und vor allem, uns selbst zu verstehen.

»In diesen Momenten erkunde ich eine Welt der Fantasien und Tabus.«

»Beim Masturbieren kann ich meine Fantasien ausprobieren, bevor ich über sie mit meinen Partnern spreche.«

»Wenn ich mich streichle, stelle mir gern vor, wie mein Freund in mich eindringt.«

»Ich heize mich immer mit einer kleinen Geschichte an.«

»Fantasien spielen bei meiner sehr mechanischen Erregung keine große Rolle.«

»Einen Mann anal penetrieren!«

»Den anderen in voller Action beobachten, oder dass er oder sie mich beobachtet.«

»Ich träume von einem ›Harem‹ mit vielen Männern.«

»Ich stelle mir vor, dass mein Freund seine Eichel an meiner Klitoris reibt und sich auf mich legt.«

»Dass mein Partner mich anschaut und mir sagt, was ich tun soll, ohne mich anzufassen.«

»Ich liebe es, wenn mein Partner mich dominiert, mich fesselt und mir die Augen verbindet.«

»Ich stelle mir vor, mit der Hauptfigur meines Romans ins Bett zu gehen.«

»Ich beobachte einen Typen und stelle mir vor, wie er mit einer anderen Frau schläft.«

»Wenn ich faul bin, schaue ich einen Porno, wenn ich Zeit habe, spiele ich im Kopf einen Film ab, während ich mich streichle.«

»Der Anblick eines masturbierenden Manns erregt mich sehr.«

MUST KNOW

#wichtig

Die gängigste Darstellung weiblicher Masturbation ist eine erotisierte. Wir bekommen sie vor allem durch die Brille der männlichen Fantasie zu sehen. Über weibliche Masturbation wird nicht oft gesprochen, aber in Pornofilmen ist sie sehr präsent. Oft sind wir konditioniert vom Anblick von Frauen, die für andere masturbieren und nicht für sich selbst. Das verfälscht den wichtigsten Bezug, denn die weibliche Masturbation soll vor allem unserer eigenen Lust dienen.

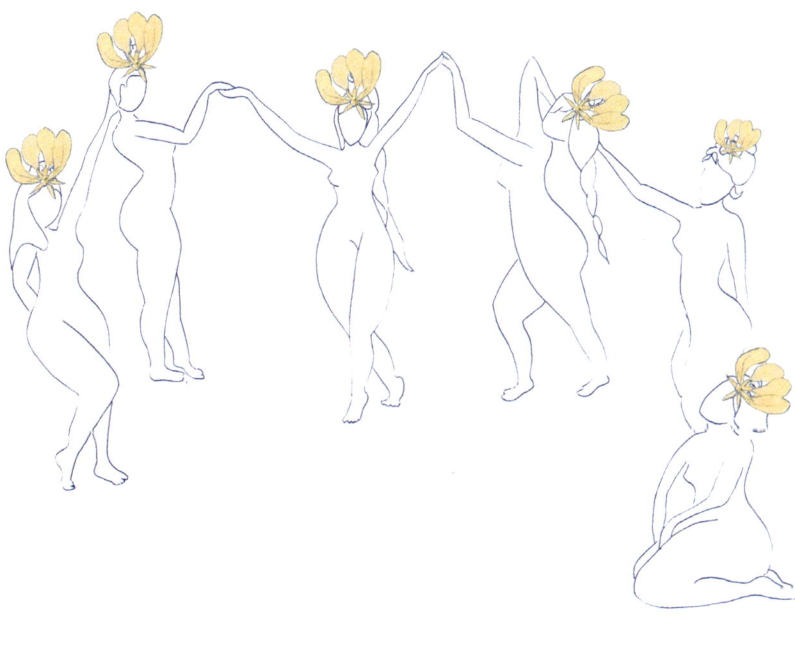

Erkrankungen der Klitoris: nicht nur Kopfsache!

Man darf Störungen und Schwankungen der Libido nicht verwechseln. Es ist normal, nicht immer Lust zu haben. Doch die medizinische Forschung zu den weiblichen Sexualorganen muss vorankommen und damit aufhören, ständig den Frauen die Schuld zuzuschieben.

Wo kann man ansetzen, wenn man glaubt, Orgasmusprobleme zu haben?

1. Die Klitoris ist ein Organ wie jedes andere. Wie das Herz mit seinen Funktionen und Dysfunktionen, Fehlbildungen, Pathologien und Krankheiten. Nur dass Klitorisprobleme im Gegensatz zu Herzproblemen vollkommen ignoriert werden. Keine Ultraschallaufnahmen! Kein MRT! Keine anatomischen Untersuchungen! Wie soll man wissen, ob man mit einer Fehlbildung der Klitoris geboren ist? Wie soll man wissen, ob die Klitoris funktionsfähig ist? Wie wird sie nach einem Unfall rekonstruiert? Bis jetzt beantwortet die weibliche Sexualmedizin diese Fragen mit lautem Schweigen.

2. Nicht-anatomische Gründe von Erregungsstörungen, die es zu beachten gilt, sind: Stress, Krankheit, Medikamente, Harnwegsinfektionen, sexueller Missbrauch, Angstzustände und Depressionen. Alles nicht so sexy, wie soll man damit also zum Höhepunkt kommen?

3. Die gesellschaftliche Konditionierung der weiblichen Sexualität beeinflusst zwangsläufig unser Verhältnis zur Lust. Je öfter man hört, liest, erlebt, fühlt, versteht, dass eine anständige Frau ihre Lust unter Kontrolle hält, desto schwieriger ist es, ohne Hemmungen zu kommen.

Die Unkenntnis unseres Körpers und unserer Sexualität

Viele Menschen glauben, dass Sexualität angeboren ist und alles auf Anhieb funktionieren muss. Doch **Sexualität erlernen wir erst nach und nach.**

»Es wurden tonnenweise Abstriche bei mir gemacht, es wurde geschaut, ob mein Uterus intakt ist, aber noch nie wurde ein Ultraschall gemacht, um zu sehen, ob bei meiner Klitoris eine Fehlbildung vorliegt.«

»Ich bin zu Ärzten gegangen, weil ich nicht kommen kann, und jedes Mal hieß es, daran sei mein Kopf schuld.«

»Nach der Entbindung meines Kindes habe ich nicht mehr das Gleiche empfunden. Mir wurde gesagt, das habe psychologische Ursachen. Mir wurde nicht einmal angeboten, meine Klitoris zu untersuchen.«

»Als ich meine Antidepressiva abgesetzt habe, ist mein Körper aufgewacht, und ich hatte wieder Orgasmen!«

Vaginismus

Vaginismus entsteht, wenn der Körper Penetration ablehnt. Das hindert uns nicht daran, Orgasmen zu haben, aber Penetration ist nicht möglich. Wenn uns ein Staubkorn ins Auge fliegt, reagiert unsere Körper sofort: Unser Lid schließt sich, um das Auge zu schützen. Beim Vaginismus zeigt die Vagina einen ähnlichen Schutzreflex.

#gangduclito #gangofclito #klitogang

Vaginismus bei sich selbst.

Mehrere Antworten auf meine Befragung haben mich darauf hingewiesen, dass Vaginismus auch bei Selbstpenetration vorliegen kann.

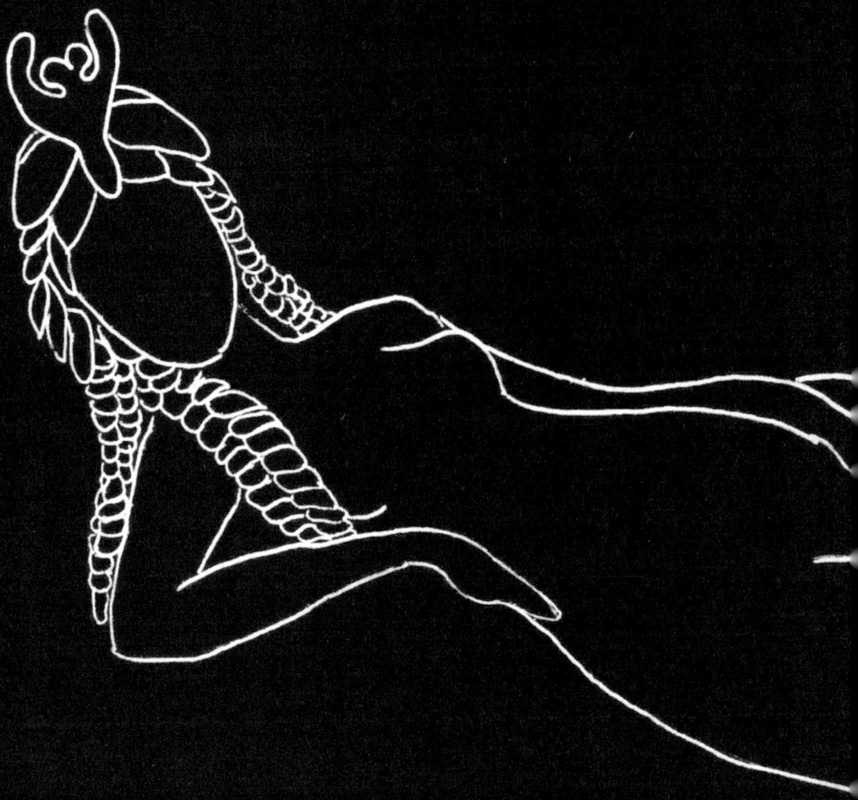

5

DIE KUNST DER MASTURBATION

*»Die Magie sitzt in euren Fingerspitzen.
Eine Frau, die ohne Scham masturbiert
und sich selbst verwöhnt, ist eine freie Frau.«*

Julia Pietri

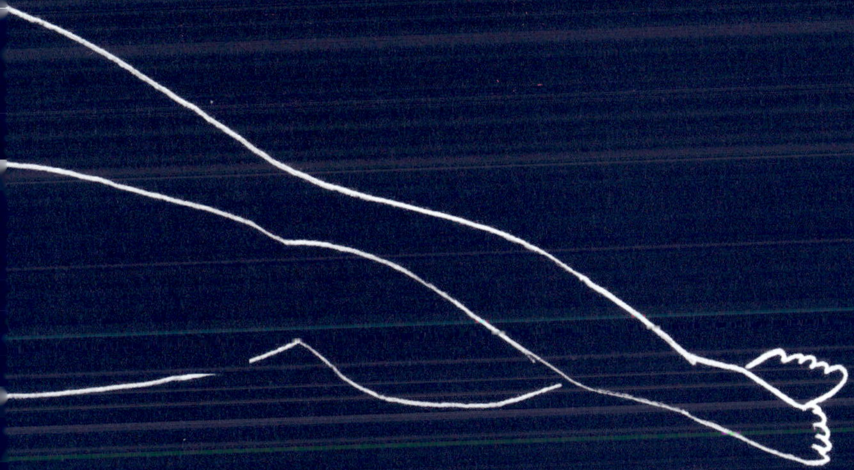

Die goldene Regel lautet, dass es keine goldene Regel gibt

Eure Antworten zeigen deutlich, dass es so viele Techniken wie Frauen gibt, so viele Techniken wie Klitoris.

»Wenn ich anfange zu masturbieren, lege ich zwei Finger auf den oberen Teil meiner Klitoris. Aber je mehr Orgasmen ich habe, desto sensibler wird dieser Bereich, ich mache also im unteren Teil weiter. Manchmal genügt es dann, dass ich mich nur leicht berühre, so stark ist die Erregung.«

»Ich habe bemerkt, dass die Geschwindigkeit, mit der ich masturbiere, den Orgasmus ganz und gar verändert. Langsame und raumgreifende Bewegungen lösen einen viel längeren, tieferen und intensiveren Orgasmus aus, während schnelle Bewegungen einen kurzen Orgasmus im Bereich meiner Vulva auslösen.«

»Wenn ich ein Sexspielzeug benutze und zur Masturbation Penetration hinzukommt, zieht sich meine Vagina viel stärker zusammen, und der Orgasmus läuft durch meinen ganzen Körper.«

»Ich masturbiere gern durch meine Unterwäsche, die Berührung des Stoffes empfinde ich anders als die meiner Finger.«

»Ich habe immer das gleiche Ritual, seit ich ganz jung bin, und ich komme schon nach zwei Minuten durch den Druck meines Körpergewichts auf das Kissen und meine Hände, an denen ich mich fest reibe, und danach schließe ich mit sanften kreisförmigen Bewegungen.«

»Wenn ich die Vorhaut der Klitoris wegschiebe, sind die Gefühle viel stärker. Das hebe ich mir für den Schluss auf.«

»Ich lege mich auf den Rücken und streichle mit den Fingern die Klitoris, aber ohne direkt draufzudrücken.«

»Ich liege auf dem Bauch und drücke mit meinem Mittelfinger auf meine Klitoris. Ich kann so nach genau drei Minuten kommen.«

»Ich habe es geschafft, über den unteren Teil der Klitoris zu kommen, indem ich mit dem Duschkopf den Scheideneingang stimuliert habe.«

»Ich masturbiere, wenn ich Kopfschmerzen oder meine Tage habe, das tut mir wahnsinnig gut.«

»Der äußere Teil ist bei mir sehr empfindlich, manchmal tun Berührungen sogar weh.«

»Masturbation mit Stimulation des Anus ist noch ein wenig tabu, aber bei mir klappt das super!«

»Ich streichle mit zwei Fingern Richtung Klitoriseichel, und dann spielt sich alles im unteren Teil ab.«

»Ich masturbiere immer mit meinem magischen Duschkopf in der Badewanne.«

MUST KNOW

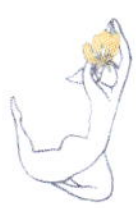

#gangduclito #gangofclito #klitogang

Wir lieben Routine. Wir haben unsere Gewohnheiten, unsere Vorlieben, die wir bei der Masturbation nach und nach entwickelt haben. Wir übernehmen, was zu unserem Körper passt, und wiederholen oft die Techniken, die funktionieren. Wir bringen unserem Körper und unserem Kopf unbewusst bei, eine bestimmte Stimulation mit Erregung in Verbindung zu bringen, und bekommen so leichter einen Orgasmus.

Das ist zugleich ein Vor- und ein Nachteil. Ein Vorteil, weil wir durch unsere Gewohnheiten unsere Sexualität kontrollieren und schnell zum Orgasmus kommen können. Ein Nachteil, weil wir uns daran gewöhnen, auf bestimmte Weise schnell zu kommen, und es so schwerer haben, wenn unsere Gewohnheiten verändert werden.

Tipps der #gangduclito #gangofclito #klitogang:

1. Seid bei euch selbst auch ihr selbst. Wir belügen uns öfter, als wir denken. Sexualität allein auszuleben, bedeutet vor allem, auf den eigenen Körper zu hören und die eigenen Vorlieben zu akzeptieren. Unsere Gefühle leiten uns. Unser Körper spricht mit uns, hören wir zu!

2. Ein Zimmer nur für sich allein.[8] Findet einen Raum, einen entspannten Moment, in dem ihr allein sein und Verbindung zu euch aufnehmen könnt. Versucht, euch so viel Zeit wie möglich zu nehmen, um bei der Masturbation vollkommen loszulassen. Gestaltet euren Raum, wie ihr wollt: Musik, Stille, Licht, Dunkelheit, Porno, Fantasien …

8. Anspielung auf Virginia Woolf.

Unsere Masturbationskurven

#gangduclito #gangofclit #klitogang

Aus meiner Befragung ergeben sich zwei Orgasmustypen: die mechanischen und die erotischen Orgasmen.

Der mechanische Orgasmus

Hierbei kommt man recht konstant zum Orgasmus. Man folgt einem gleichbleibenden Rhythmus und wartet, dass die Erregung steigt. Eine sehr praktische »Routine«-Technik, um sich schnell etwas Gutes zu tun. Es ist der kürzeste Weg zum Orgasmus. Es geht vor allem darum, sich kurzfristig Lust oder Erleichterung zu verschaffen, sich zu entspannen … Der Rhythmus kann auch leicht durch einen Vibrator erzeugt werden, eine Maschine.

Erregungskurve bei »mechanischer« Masturbation

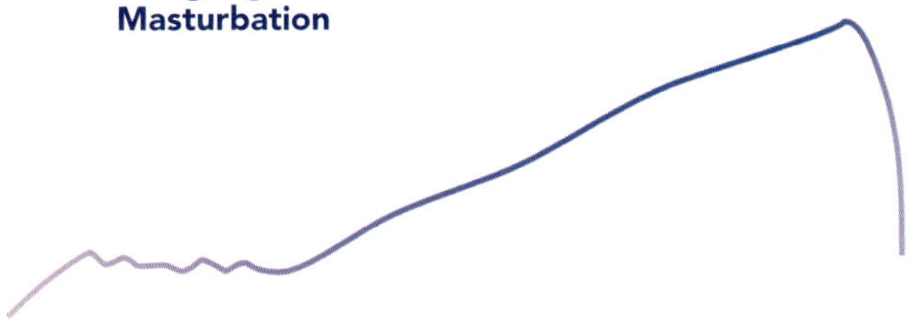

Der erotische Orgasmus

Die sinnliche Art und Weise, mit sich selbst zu schlafen. Ein Rhythmus, bei dem man sich mehr Zeit nimmt, die Lust hinauszögert, bevor man sich zum Höhepunkt bringt. Manchmal nimmt man sich auch Zeit, um Neues zu entdecken. Fantasien und eine erotische Grundstimmung spielen dabei eine wichtige Rolle. Wir wechseln dabei das Tempo, wenden *Hinting* und *Edging* an.

Hinting ist eine Technik, mit der wir unserem Körper Andeutungen machen. Wir streicheln nicht direkt unsere Klitoris, sondern spielen nur an. Das kann bedeuten, die Beine zu spreizen, um die kühle Luft am geöffneten Genital zu spüren, verschiedene Bewegungen zu machen, uns aufmerksam, aber sacht zu berühren.

Edging besteht darin, die Lust zu steigern, aber kurz vor dem Orgasmus innezuhalten. Dann erst machen wir weiter. So wird die Lust in die Länge gezogen.

Erregungskurve bei »erotischer« Masturbation

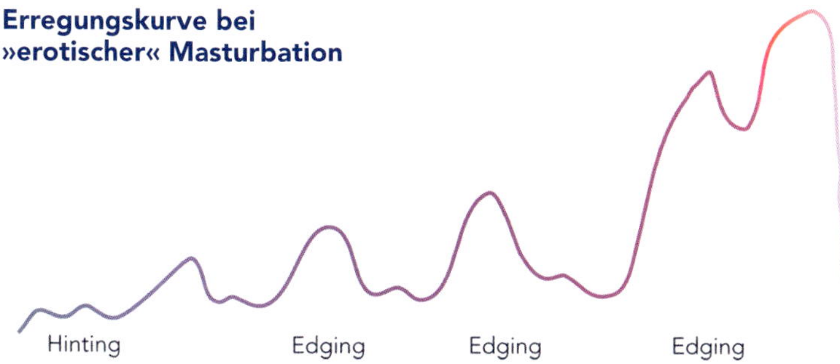

»Ich masturbiere anders, je nachdem, ob ich lieber einen schnellen oder einen entspannten Orgasmus möchte.«

»Ich nehme den mechanischen Weg, um abends einzuschlafen oder Spannungen abzubauen. Meine Vorstellungskraft benutze ich dafür kaum. Wenn ich genießen will, mit einem Film oder einer Geschichte in meinem Kopf zur Unterstützung, kommen meine Fantasie und verschiedene Szenarien zum Einsatz. Das Vergnügen ist dann umfassender, auch wenn ich mich nicht anfasse – die Erregung ist geistig.«

»Ich würde sagen, dass Orgasmen mal mehr, mal weniger intensiv oder tiefgehend sind. Manchmal geschieht es sehr mechanisch und schnell.«

»Manchmal ist es mechanischer, manchmal mehr Kopfsache. Um zu kommen, denke ich an meinen Freund und daran, wie er mit mir schläft.«

»Manche Orgasmen nenne ich taub, sie brauchen eine Weile. Andere kann man formen, indem man sie mit Pausen hinauszögert oder die Stellen wechselt, die man stimuliert.«

»Bei mir gibt es den eiligen Orgasmus, da muss es schnell gehen: Vibrator auf Klitoris. Und dann gibt es den Genuss-Orgasmus, der ein bisschen ›saftiger‹ ist.«

Gängige Methoden, die einen Orgasmus begünstigen

MUST KNOW

#wichtig

Für die Aktivierung aller Klitoriszonen benötigt man zwischen 15 und 20 Minuten. Ich nenne diese Phase **»Hochglühen«**. In dieser Zeitspanne schwillt die Klitoris nach und nach an, je stärker man die erogenen Zonen aktiviert. Sobald die Klitoris erregt, das heißt angeschwollen und hart ist, ist sie viel leichter zu stimulieren. Dann ist der Moment gekommen, um Dinge auszuprobieren. Habt Spaß! Ihr werdet sehen, dass ihr euch schon Lust verschaffen könnt, indem ihr einfach nur lauft, eure Schenkel aneinanderreibt, sogar wenn ihr eine Runde Sit-ups macht: Ihr werdet drauf abfahren!

Welche Positionen fördern den Orgasmus?

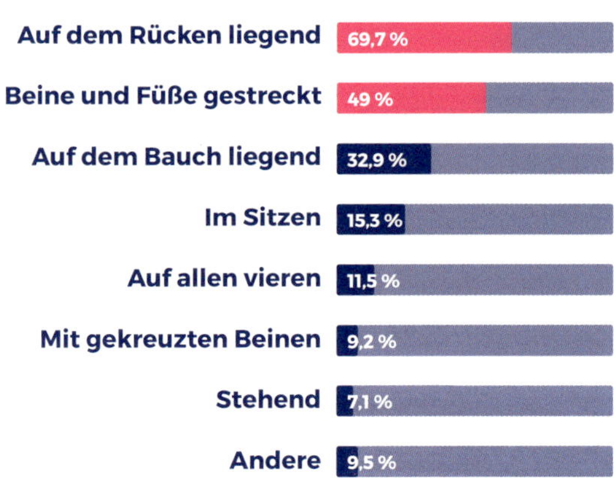

Euren Antworten habe ich entnommen, dass wir alle unsere bevorzugten Techniken haben, die wir immer wieder einsetzen. Es gibt so viele verschiedene Arten der Masturbation, aber für gewöhnlich stellen wir rasch eine kleine Palette an Techniken zusammen, die Teil unserer Routine werden.

Wozu etwas ändern, was funktioniert?
Unsere Masturbationsgewohnheiten werden nach und nach einem festen Ablauf folgen, einem Pfad, den wir einschlagen, um Befriedigung zu erreichen. Je häufiger man eine bestimmte Zone stimuliert, desto leichter ist sie zu stimulieren. Je seltener man sie stimuliert, desto schwieriger wird es. Wenn wir uns immer nur den gleichen Lustzonen widmen, vernachlässigen wir aber die anderen, sodass wir, sobald wir mit jemandem zusammen sind, weniger empfänglich sind, denn der andere wird nicht immer eure Lieblingsstellen berühren.

»Erst jetzt entdecke ich die verschiedenen Zonen und Gefühle. Es ist noch schwierig, die Geduld zur Selbsterkundung aufzubringen, anstatt direkt aufs Ziel zuzusteuern, so wie ich es seit 20 Jahren mache.«

»Seit ich versuche, meine Routine zu durchbrechen, stelle ich fest, dass ich andere Zonen meiner Klitoris anrege, die ich noch nie zuvor gespürt habe. Das ist einfach super.«

»Ich habe seit Jahren die gleichen Masturbationsgewohnheiten.«

»Ich habe lange auf die gleiche Weise masturbiert, ohne nachzudenken. Jetzt will ich meinen Körper befreien, also probiere ich Verschiedenes aus. Manchmal führt das nirgendwohin, aber je mehr ich andere Stellen stimuliere, desto mehr kommt es mir so vor, als würde ich neue erogene Zonen ankurbeln.«

#gangduclito #gangofclit #klitogang

Das bedeutet, wir können bewusst an verschiedenen Zonen »arbeiten«, um unsere erogenen Zonen auszuweiten. Wir können unsere Klitoris auch von innen stimulieren, indem wir uns selbst penetrieren. Je mehr wir diesen inneren Teil »trainieren«, desto leichter wird es, das Gleiche bei der Penetration durch den Partner zu spüren.

Selbsterkundung

Habt ihr euer Genital schon begrüßt? Euch berührt, gefingert, mit gespreizten Beinen vor dem Spiegel gesessen, um zu schauen, wie es dazwischen aussieht – da kein Genital aussieht wie das andere? Jede:r von uns hat ein anderes Gesicht, keine Hand gleicht der anderen, warum sollten wir also das gleiche Genital haben? Die Darstellungen des weiblichen Genitals sind oft überholt. Man zeigt uns unbehaarte, symmetrische Vulven mit kleinen Schamlippen … **Wer hat keine Haare an der Muschi?** Das frage ich mich wirklich. Unsere Körper sind asymmetrisch, und das ist auch gut so. Wir sollten nicht irgendeinem Hirngespinst nacheifern.

Um den eigenen Körper zu verstehen, sollte man auch das eigene Genital kennenlernen. Wir haben ein Sexualorgan, das fast vollständig im Körperinnern liegt, wir sollten aber keine Hemmungen haben, dort nachzuschauen, um es zu erkunden, es zu berühren. Unser Genital ist nicht schmutzig, auch wenn man uns das Gegenteil weismachen will. Von klein auf werden wir so konditioniert, dass wir glauben, unser Genital sei nicht hygienisch, was absolut falsch ist! Wenn wir unsere Tage haben, werden uns zum Beispiel »Hygienebinden« angeboten, als wäre unsere Periode etwas Schmutziges. Es gibt ein breites Angebot an Slipeinlagen für Frauen. Schon einmal welche für Männer gesehen? Natürlich nicht, es sind vor allem die Frauen, die angehalten werden, ihr Genital zwischen zwei Duschen sauber zu halten.

Erkundungstour

Route - Diese Technik ist super, um euren Körper kennenzulernen. Gleitet mit einem oder mehreren Fingern ganz sanft über eure Vulva. Fahrt auf und ab, je nachdem, was euch euer Gefühl sagt. Hört auf euren Körper, um zu spüren, welche Zonen euch die größte Lust verschaffen und bei Berührung stimuliert werden. Lasst euch Zeit.

Rhythmus - Wenn ihr herausgefunden habt, was euch gefällt, könnt ihr den gleichen Weg noch einmal gehen und dabei das Tempo ein wenig verändern. Probiert schnellere und langsamere Bewegungen aus.

Druck - Wenn euch die Tempoveränderungen gefallen, könnt ihr dazu noch mehr oder weniger Druck mit euren Fingern ausüben.

Variationen - Versucht auch, die Richtung zu ändern und Dinge auszuprobieren. Leben wir bei der Entdeckung unseres Genitals unsere Neugier aus. Vielleicht ist nicht alles erfolgreich, aber die Technik ist exzellent.

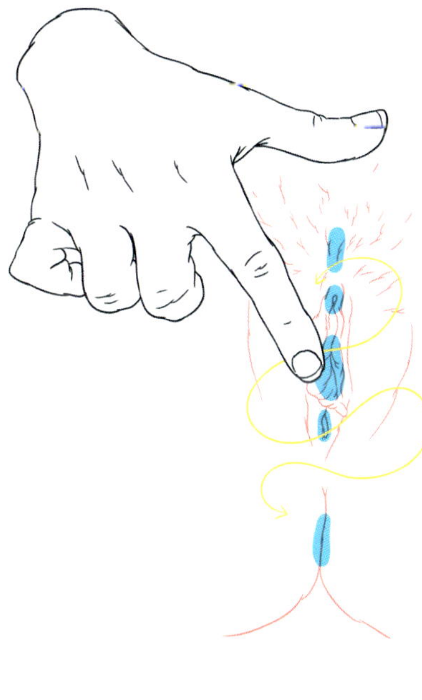

Humping

Was ist Humping? Das ist in etwa Masturbation ohne Hände und ohne Penetration. Es ist außerdem eine der am häufigsten angewandten Masturbationstechniken.

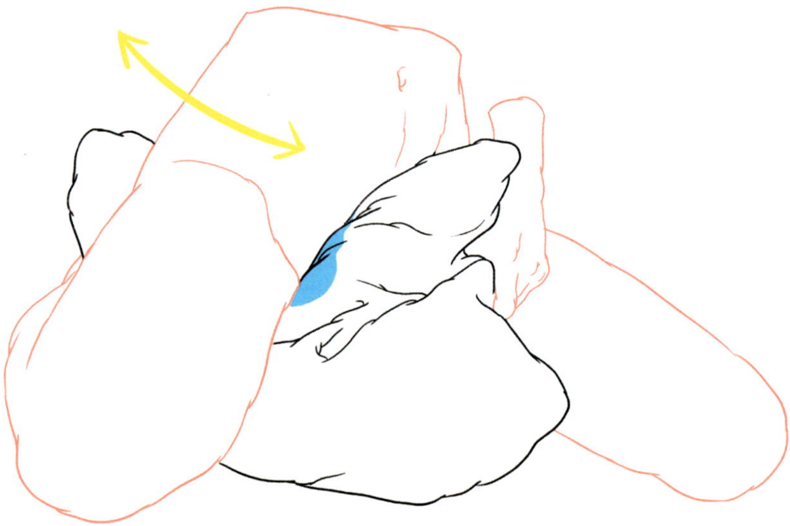

Bonus der #gangduclito #gangofclit #klitogang

Ihr könnt probieren, verschiedene Gegenstände wie Plüschtiere oder elektrische Zahnbürsten unter das Handtuch zu legen – es fühlt sich anders an.

Viele Frauen lernen das Masturbieren, indem sie sich zunächst an einem Kissen, einem Spielzeug, einer Decke oder an ihrem Bett reiben. Diese Masturbationstechnik ist perfekt, um die Klitoris und die Schamlippen gleichzeitig zu stimulieren.

Viele stellen fest, dass man mit Unterwäsche mehr Reibung, Stimulation und Lust verspürt, als wenn man ohne über das Kissen rutscht. Wie immer erfahrt ihr mehr über eure Sexualität, wenn ihr herausfindet, welche Vorlieben ihr selbst habt.

Die Techniken:

1. Findet eure Position. Ob im Liegen, auf den Knien, rittlings auf dem Kissen, im Stehen … jede macht das, worauf sie steht!

2. Platziert den Gegenstand, an dem ihr euch reiben wollt, zwischen den Beinen. Dann presst ihr sie zusammen und fixiert zum Beispiel das Kissen.

3. Wippt dann auf dem Kissen vor und zurück, bis zum Orgasmus! Jede in ihrem Tempo, hört in euch hinein und nehmt euch Zeit.

MUST KNOW

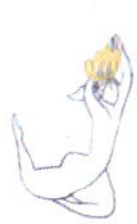

#Tipps

Wer mehr Druck möchte, kann ein großes Handtuch auf das Kissen legen. So ist die Oberfläche, an der ihr euch reibt, rauer.

Ein super Hilfsmittel, um das Gefühl zu verstärken.

Auf der Spitze des Eisbergs

Das ist eine einfache Masturbationstechnik, bei der man sich auf die Klitoriseichel konzentriert, das heißt auf den einzigen Teil, der außen liegt.

Achtung, wir sind alle unterschiedlich sensibel. Die Klitoriseichel ist ohnehin sehr empfindlich, manchmal sogar hypersensibel. Es kann unangenehm sein, sie direkt zu berühren.

Je nachdem, wie unser Genital aufgebaut ist, ist die Eichel mehr oder weniger geschützt. Sie kann stark hervorstehen oder unter der Vorhaut liegen. Diese anatomischen Unterschiede haben einen großen Einfluss darauf, wie wir diese Methode praktizieren. Etwas weiter hinten im Buch geht es um das Zurückschieben der Vorhaut.

Route - Beginnt damit, von links nach rechts leicht über eure Klitoris zu streichen. Seid zu Beginn wirklich sanft, um euch nicht wehzutun.

Druck - Je nachdem, wie sensibel ihr seid, bevorzugt ihr vielleicht direkten oder eher indirekten Kontakt. Ihr könnt die Klitoris kaum berühren oder auch stärkeren Druck ausüben. Wie immer solltet ihr verschiedene Variationen ausprobieren, um herauszufinden, was euch gefällt.

Sobald die Erregung gestiegen ist, könnt ihr die Eichelzone zwischen die Finger klemmen und sie für ein intensiveres Gefühl zusammendrücken.

Variationen zum Ausprobieren:

1. Wechselt das Tempo.
2. Wechselt den Druck.
3. Benutzt Gleitgel.
4. Benutzt mal mehr, mal weniger Finger (einen, zwei, drei oder vier).
5. Wechselt zwischen direktem und indirektem Kontakt.

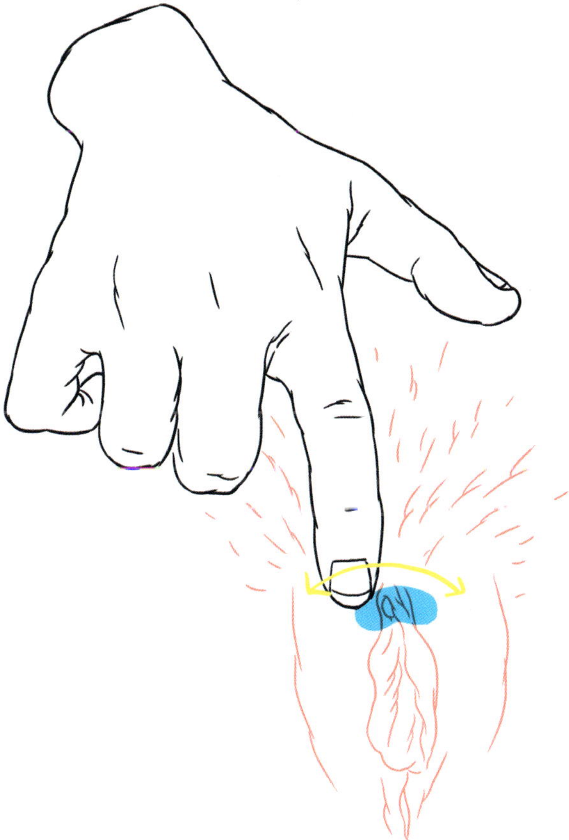

MUST KNOW

Ratschlag der #gangduclito #gangofclit #klitogang

Diese Masturbationstechnik solltet ihr ausprobieren, denn sie ist perfekt, um gemeinsamen Sex zu begleiten. Ihr könnt euch während der Penetration zusätzlich stimulieren und euch auch so zum Höhepunkt bringen!

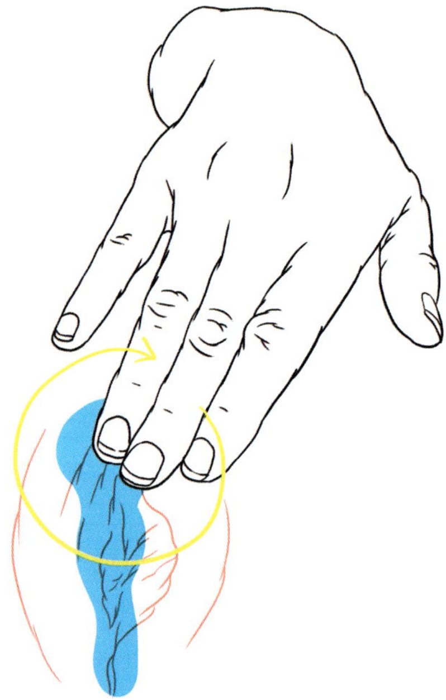

Full Finger

Bei dieser Technik presst ihr vier Finger einer Hand gegeneinander und reibt damit kreisförmig über eure Vulva, ohne sie einzuführen. Ihr könnt mit kleinen Kreisen vor allem die Klitoris stimulieren oder mit größeren Kreisen auch die Schamlippen und den Scheideneingang miteinbeziehen. Das ist eine super Technik, um den tief liegenden Teil der Klitoris zu stimulieren und Orgasmen zu bekommen, die ihr weiter innen und dadurch oft intensiver spürt.

Diese Masturbationstechnik ist ebenfalls interessant, wenn ihr beim Sex zusätzliche Stimulation wollt, sofern ihr eure Klitoris gut erreichen könnt.

Natürlich kann auch euer Partner übernehmen und diese Technik beim Geschlechtsverkehr bei euch anwenden.

Die Eröffnung

Bei dieser Technik stimulieren wir die halb geöffnete Zone unserer Vulva unterhalb der Schamlippen, aber ohne zu penetrieren.

Streichelt diesen Bereich mit den Fingerspitzen. Ihr könnt bis zur Eichel hoch und wieder hinabgleiten. Wenn ihr nicht feucht genug seid, achtet darauf, ein Gleitmittel oder ein wenig Spucke zu verwenden, damit es angenehm rutscht. Scheut euch nicht, für wechselnde Empfindungen ein wenig von dieser Stelle abzuweichen und eure Schamlippen oder eure Klitoris zu massieren.

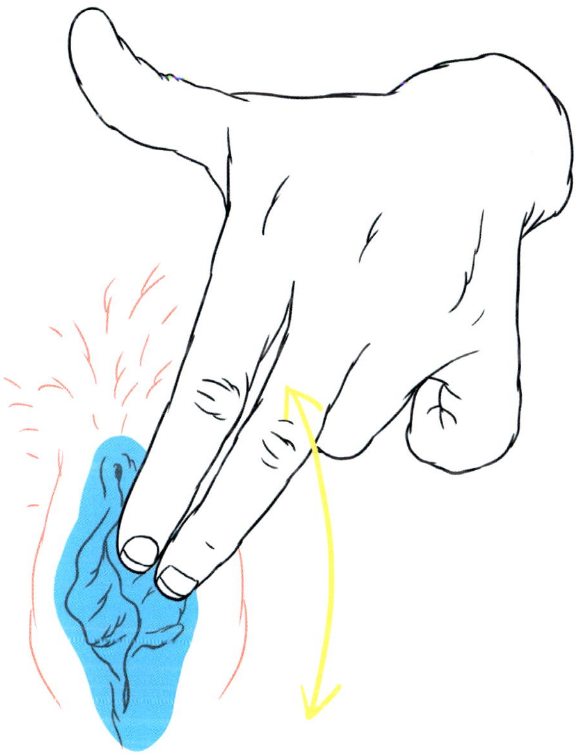

Die Brause

Lasst es euch nicht entgehen, auf der Suche nach Lust den magischen Duschkopf zu verwenden. Wenn ihr es noch nicht getan habt, geht sofort ins Bad! Diese Methode ist sehr beliebt und das Gefühl einfach genial!

Nehmt den Duschkopf und haltet den Strahl auf eure Vulva. Achtung, es geht hier nicht um eine Vaginaldusche! Ihr solltet dabei nicht den Wasserstrahl in eure Vagina lenken, sondern das äußere Genital damit stimulieren.

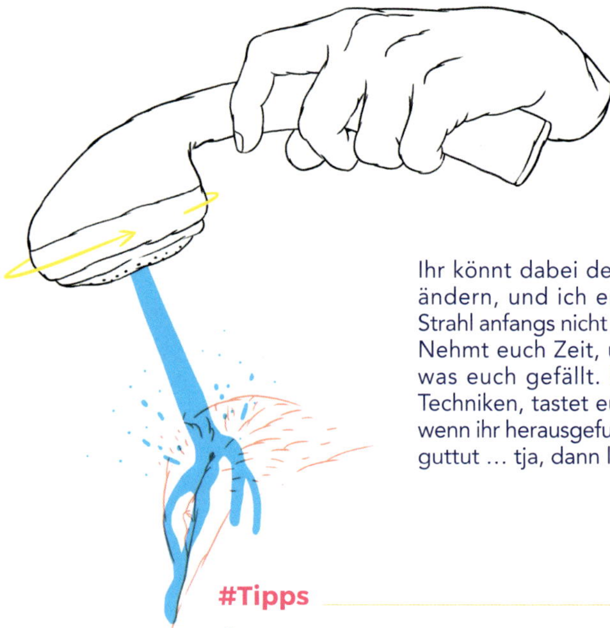

Ihr könnt dabei den Wasserdruck verändern, und ich empfehle euch, den Strahl anfangs nicht zu stark einzustellen. Nehmt euch Zeit, um herauszufinden, was euch gefällt. Es gibt keine fixen Techniken, tastet euch einfach vor, und wenn ihr herausgefunden habt, was euch guttut … tja, dann los!

#Tipps

1. Verändert je nach Vorliebe den Wasserdruck.

2. Verändert je nach Vorliebe die Wassertemperatur. Wechselduschen sind gar nicht so schlecht!

3. Ihr könnt auch den Duschkopf abschrauben und direkt mit dem Wasser aus dem Schlauch spielen.

Das Klitoris-Sandwich

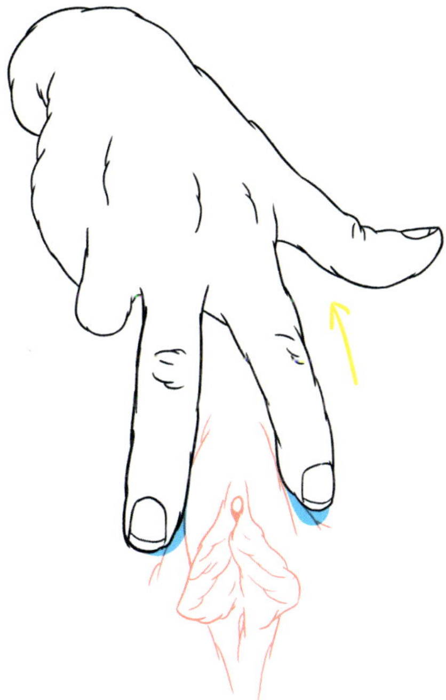

Eine Technik, die ihrem Namen alle Ehre macht, denn die Vulva wird wie zwischen zwei Brotscheiben zwischen die Finger geklemmt, um das ganze Genital zu stimulieren.

Platziert eure Finger entlang der Vulva. Die Spitzen eures Zeige- und Mittelfingers drücken auf den unteren Teil. Klemmt die Vulva ein wenig ein, um sie zu fixieren.

Dann könnt ihr damit anfangen, eure Finger hochzuziehen, um euer Genital zu schütteln. Wenn ihr spürt, dass eure Erregung steigt, könnt ihr das Tempo verändern. Werdet immer schneller, bis ihr zum Höhepunkt kommt.

Diese Technik ist ideal, um den inneren Teil der Klitoris zu stimulieren, und führt oft zu Orgasmen in den tief liegenden Zonen.

Sexspielzeug – eine gute Idee?

Viele Sexspielzeuge sind phallozentrisch, das heißt, es handelt sich um Gegenstände in Penisform, um Frauen zum Orgasmus zu bringen. Das ist ganz schön bescheuert, wenn man bedenkt, dass 80 Prozent der Frauen ohne Penetration zum Orgasmus kommen. Vibromassagegeräte, Yoni-Eier, Liebeskugeln etc. sind intelligentere Erfindungen zur Stimulation der Klitoris.

Vorteile von elektrischen Sexspielzeugen:

- Es geschieht mechanisch und automatisch. Man kommt leicht und ohne viel Aufwand zum Orgasmus.

- Sexspielzeuge, die über Penetration funktionieren, ermöglichen uns, die Klitoris stärker von innen zu stimulieren. Je mehr wir diese Zone durch Selbstpenetration »trainieren«, desto einfach ist es, bei der Penetration durch den Partner das Gleiche zu fühlen.

Nachteile von elektrischen Sexspielzeugen:

- Es steht zwischen uns und unserem Körper, und das ist wenig hilfreich, wenn wir uns selbst kennenlernen wollen. Der direkte Kontakt ist interessanter.

- Masturbation mit einem elektrischen Sexspielzeug macht unser Sexleben eintönig. Sie ist effizient, aber mechanisch. Es kann verwirrend sein, wenn wir wieder die Hände benutzen oder mit unserem Partner zusammen sind.

- Gekaufte Sexspielzeuge sind eine Kommerzialisierung der weiblichen Lust, während unsere Hände kostenlose und maßgefertigte Sexspielzeuge sind. Wir haben magische Hände und Fingerspitzengefühl, vergessen wir das nicht!

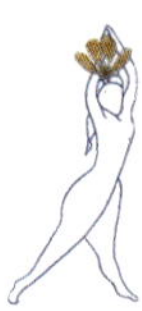

Masturbiert ihr eher mit …

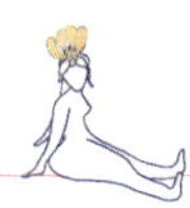

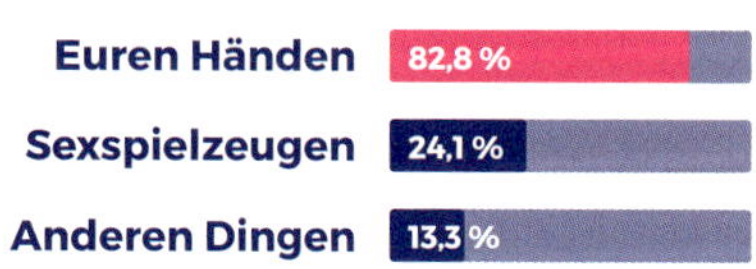

Die Klitoriseichel: beschützt oder entblößt

Die Klitorisvorhaut ist eine Hautfalte, die die Eichel umhüllt und schützt. Wie stark sie geschützt ist, ist von Frau zu Frau verschieden. Keine Sorge, es gibt keine Norm. Sie sind alle perfekt. Die Eichel kann komplett unter der Vorhaut oder sogar ganz frei liegen. Ihr solltet eure Methoden also eurem Körper anpassen, um euch möglichst viel Freude zu bereiten und euch vor allem nicht wehzutun.

Wenn ihr sensibel seid, solltet ihr direkten Druck auf eure Klitoris vermeiden. Benutzt stattdessen die Vorhaut als Schutzwall. Versucht also, statt der Klitoris ihre Vorhaut zu reiben.

Wenn ihr aber weniger empfindlich seid, dann ist das auch kein Problem. Es gibt eine einfache Lösung: Um eure Klitoris intensiv zu stimulieren, müsst ihr sie stärker freilegen. Das ist ganz leicht, ihr könnt sie entblößen, indem ihr die Vorhaut zurückschiebt.

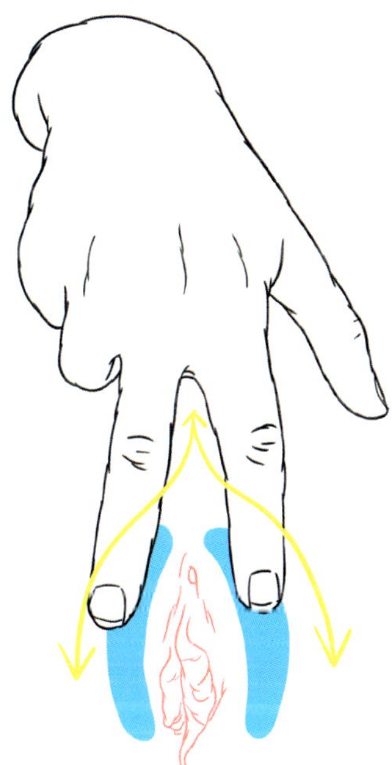

Was ist zu tun?

Platziert eure Finger zu beiden Seiten eurer Eichel und zieht die Haut sanft zurück, sodass die Vorhaut sich aufspreizt und die Eichel freigibt.

Das kann sich auch in bestimmten Stellungen beim Sex als nützlich erweisen, wenn ihr euch eine stärkere Stimulation der Klitoris wünscht.

Neue Zonen der Klitoris wecken

#BreakTheRoutine

Euren Erfahrungsberichten konnte ich entnehmen, dass wir alle unsere spezielle Masturbationsroutine haben, wir uns also oft auf die gleiche Weise masturbieren. Es ist sicher schwierig, etwas zu verändern, wenn man erst einmal herausgefunden hat, was einem gefällt. Der Wermutstropfen dabei ist aber, dass wir immer die gleichen Zonen der Klitoris stimulieren.

• **Gut zu wissen:** Je häufiger man eine Zone stimuliert, desto leichter ist sie zu stimulieren. Je seltener man eine Zone stimuliert, desto unempfindlicher wird sie.

Ergebnis unserer Masturbationsroutine: Wir aktivieren immer die gleichen Zonen und vernachlässigen die anderen Stellen unserer Klitoris.

• **Folge:** Wir können uns (sehr) leicht zum Höhepunkt bringen, wenn wir unsere Gewohnheiten pflegen, aber es fällt uns viel schwerer, das auch auf anderem Wege zu schaffen.

Ratschläge zum Aktivieren neuer Zonen:

• **Erkundung:** Versucht, neue erogene Zonen zu finden, traut euch … Nehmt euch die Zeit, zu eurer Klitoris eine Verbindung aufzubauen. Wenn »die neuen Zonen« nie gekitzelt wurden, fühlt sich das nicht gleich magisch an. Erinnert euch an eure ersten Versuche, alles will gelernt sein …

• **Abwechslung:** Dass Frauen mehrere Orgasmen hintereinander haben können, sollten wir nicht ungenutzt lassen! Genießt euren ersten Orgasmus wie gewohnt. Für den nächsten könnt ihr euch Zeit zum Entdecken neuer erogener Zonen nehmen. Der erste Orgasmus hat die Klitoris erregt, sie schwillt an und macht es euch bei euren Erkundungen leicht.

Viele von euch berichten, dass es euch bei der Penetration durch euren Partner schwerer fällt zu kommen, als wenn ihr masturbiert. Probiert die Selbstpenetration gern schon bei eurer Masturbation aus, um die inneren Zonen zu aktivieren, die empfänglicher werden, wenn sie die Stimulation schon gewohnt sind.

G-Punkt? Nein, G-Zone!

Der G-Punkt ist eher ein G-Fragezeichen. Viele reden darüber, aber keiner weiß, ob es sich um eine Legende oder Realität handelt. Meinen Nachforschungen zufolge ist der G-Punkt kein Punkt, sondern eine Zone. Wissenschaftlich ist er in unserer Anatomie nicht nachzuweisen, das ist eine sexologische Tatsache![9] **Das heißt also, dass die G-Zone gefühlt existiert, aber anatomisch nicht vorhanden ist.** Was mit dem übereinstimmt, was man heute über die Klitoris weiß. Da die Klitoris ein mobiles Organ ist und mit den benachbarten Organen interagiert, ist die G-Zone wohl das Zentrum dieser Interaktion, die dort stattfindet, wo Klitoris, Vagina und Harnleiter sich treffen. Man nennt dieses Zentrum heute auch den CUV-Punkt oder die CUV-Zone (abgeleitet vom englischen »clito-urethro-vaginal complex«).

Ultraschallaufnahmen haben gezeigt, dass die Organe aufeinander reagieren. Man spricht also von einer funktionalen Einheit, das heißt, dass die Interaktion der verschiedenen Organe dafür zuständig ist, die orgasmische Lustzone, von der manche Frauen sprechen, zu aktivieren.

MUST KNOW

#wichtig

Über unseren Beckenboden können wir die Klitoris bewegen. Wenn wir ihn zusammenziehen, drücken wir die Vorhofschwellkörper gegen die Vagina, wodurch wir bei der Penetration viel intensiver empfinden.

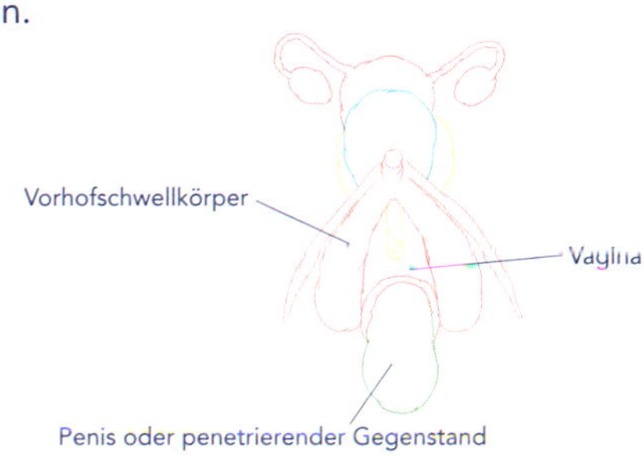

9. Buisson, Odile und Pierre Foldès: *Qui a peur du point G: Le plaisir féminin, une angoisse masculine*, Éditions Jean-Claude Gawsewitch, 2011.

Masturbation zu zweit

Masturbation ist für das menschliche Gleichgewicht genauso notwendig wie gemeinsamer Sex. Frauen schränken sich hier viel zu oft selbst ein, als ob Masturbation kein »richtiges« sexuelles Vergnügen wäre, sondern eines, das sie ihrem Partner »gestohlen« hätten. Das stimmt nicht. Man muss zwischen gemeinsamer Sexualität mit dem Partner und der Selbstbefriedigung unterscheiden. Nehmt euch die Freiheit zu masturbieren, ob ihr in einer Beziehung seid oder nicht, das ist wichtig! Lebt eure Sexualität frei aus!

Eure Erfahrungsberichte sind sehr unterschiedlich:

- Viele von euch räumen ein, dass es schwierig sei, mit dem Partner über Masturbation zu sprechen.

- Viele von euch berichten auch, dass die Masturbation zu zweit euer Sexualleben revolutioniert hat.

Mit dem Partner zu masturbieren, ist ein Schlüssel zur Verbesserung eures Liebesspiels. Ihr werdet durch die Masturbationserfahrung selbst herausfinden, was euch gefällt, und könnt es dann mit eurem Partner teilen. Ihr selbst müsst eurem Partner beibringen, wie euer Körper funktioniert, denn das ist schwer zu erraten. Kommuniziert! Zeigt ihm, was ihr mögt! Das kann eine Weile dauern, denn um sich zu öffnen, muss man Vertrauen haben, aber dieser Austausch hilft euch, euer gemeinsames Sexualleben voll und ganz auszukosten.

»Man lernt sich selbst kennen, und wenn ich mich vor meinem Partner selbst befriedige, kennt er mich auch besser. Und der Orgasmus mit Penetration ist danach noch stärker.«

»Ich habe sehr lange gebraucht, um Masturbation in mein Paarleben einzubauen, denn ich habe mich geschämt. Ich habe jemanden gefunden, dem ich vertraue, und den Schritt gewagt!«

»Ein schwieriges Thema. Manche haben Angst davor, verurteilt zu werden, dass man denkt, ihr Partner befriedigt sie nicht ausreichend (das habe ich selbst erlebt). Ein Irrtum.«

»Eine Frau, die masturbiert, erkundet ihren Körper, ihre erogenen Zonen – ein echter Entspannungsmoment allein.«

»Masturbation zu teilen, ermöglicht, der/m Partner:in zu sagen, wie er/sie uns am besten zum Höhepunkt bringt.«

»Ich bin seit vier Jahren mit meiner Freundin zusammen. Wir reden viel über Masturbation, das hilft uns im Bett!«

»Ich bin in einer Beziehung und verstecke mich zum Masturbieren. Ich traue mich nicht, ihm davon zu erzählen, und ich habe allein mehr Spaß.«

»Selbstbefriedigung hat meine Sexbeziehungen verwandelt. Während ich vorher passiv darauf gewartet habe, dass der Junge selbst darauf kommt, was mir gefällt, kann ich ihn jetzt führen und mit ihm teilen, was ich mag.«

»Ich könnte es nicht ertragen, dass ein Mann mir das untersagt oder eine Eifersuchtskrise hat, wie sie Frauen manchmal haben, wenn ihr Mann masturbiert.«

»Bei diesem Thema können wir unsere sexuellen Begegnungen überdenken, die oft damit anfangen, dass der Mann steif wird, und aufhören, wenn der Mann ejakuliert hat.«

»Ich komme leicht zum Orgasmus, wenn ich masturbiere, aber ich bin noch nie beim Sex mit meinem Freund gekommen.«

»Ich masturbiere gern vor meinen Partnern und zeige ihnen, wie gern ich mir Lust bereite.«

»Ich bin sehr in meinen Mann verliebt und sexuell erfüllt, aber Masturbation ist eine andere Form der Sexualität, die ich sehr mag.«

Wie spreche ich mit meiner Tochter darüber?

MUST KNOW

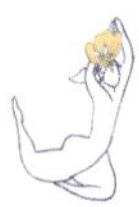

#Weitergabe

Von Axelle Jah Njiké, @Me My Sexe and I®

So wie IHR es euch im gleichen Alter gewünscht hättet! Ganz einfach. Wenn sie intime Themen mit ihren Kindern besprechen, machen Erwachsene, die Eltern geworden sind, gern den Fehler zu vergessen, wie sie selbst als Kinder und Jugendliche waren. Welche Antworten hättet ihr im Alter eures Kindes, das euch Fragen stellt, gern bekommen? Was hättet ihr gern gewusst? Wie hätte man am besten mit euch sprechen sollen? Erinnert euch daran, was mit euch besprochen wurde, und passt das Gesagte an eure Beziehung zu eurem Kind an: Wenn nötig, verbessert es, oder macht es wieder so, wenn es gut gelaufen ist. Und wenn euch Direktheit schwerfällt, behelft euch mit einem Film, einem Buch oder etwas anderem, das EUCH liegt, mit dem ihr also AUTHENTISCH mitteilen könnt, was ihr mit dem Thema verbindet. Unsere Kinder sind sehr empfänglich dafür, wie viel Wahrheit in dem liegt, was wir sagen und tun. Seid also ehrlich und lasst das Kind oder die Jugendliche in euch sprechen, mit der Achtsamkeit der Erwachsenen, die ihr geworden seid.

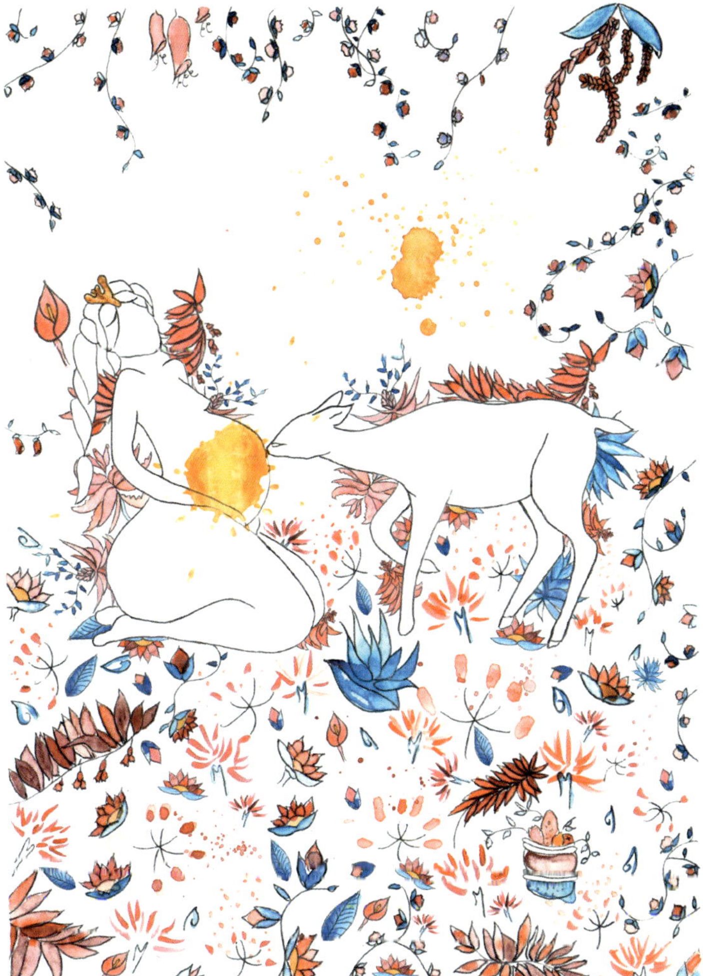

Pornofilme? Ja, aber nicht die herkömmlichen

Auch Frauen schauen Pornofilme, und zwar mehr, als man denkt. Viele von euch haben das bestätigt. Auch Frauen können pornosüchtig sein … Das betrifft nicht nur die Männer.

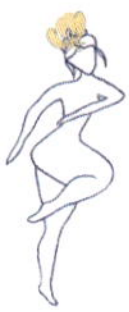

Schaut ihr beim Masturbieren Pornos?

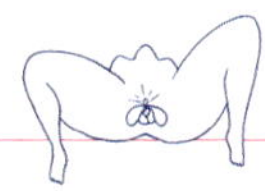

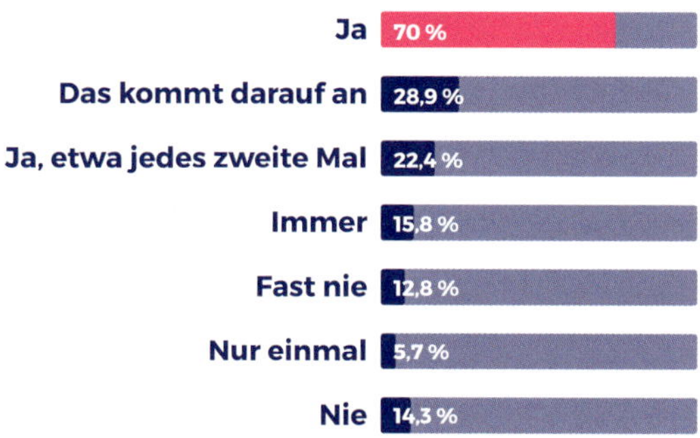

Man sollte aber vorsichtig damit umgehen, denn Pornos können unsere Vorstellungskraft beeinflussen. Die herkömmliche Pornografie ist keine Kunst, sondern ein milliardenschwerer kommerzieller Markt, der Lügen über unsere Sexualität verbreitet. Ein Business, das das weibliche Genital instrumentalisiert und eine phallozentrische Sexualität fördert. Meist sind Frauen in den Pornos reine Sexualobjekte, und die intime Begegnung fängt an, wenn der Mann steif wird, und endet, wenn der Mann ejakuliert. Ein Schema, das keineswegs zur Emanzipation der weiblichen Lust beiträgt.

Was sind alternative Pornos?

Alternative Pornos vermitteln eine »sex-positive« Vision. Verschiedene Körper, Sichtweisen, Geschlechter und sexuelle Orientierungen erfahren hier Respekt. Es herrscht eine Arbeitsethik, die vorsieht, dass die Darsteller keine Genitalien auf zwei Beinen sind, sondern denkende und fühlende Wesen.

»Ich masturbiere mehrmals am Tag. Ich schaue häufig Pornos. Aus Trägheit greife ich nur selten auf meine Fantasie zurück.«

»Ich bin vom Porno zu erotischen Geschichten im Internet übergegangen, die vielfältiger und anregender für die Fantasie sind. Jetzt verlasse ich mich vor allem auf meine Fantasien, auch verbotene, die ein Ventil für all das sind, was ich mir so ausmale, auch wenn ich davon nichts in die Realität umsetzen will.«

»Ich muss beim Masturbieren immer Porno gucken, das ist inzwischen ein Reflex, und ich habe deswegen ein schlechtes Gewissen, denn ich finde Pornos schmutzig.«

»Die Rolle des Pornos bei der Masturbation ist immer noch phallokratisch.«

»Ich schaue Pornos, wenn ich mich anfasse, aber da besteht ein moralischer Konflikt, denn ich finde, Pornos sind unanständig und entsprechen nicht dem Bild, das ich von Frauen habe.«

»Ohne Pornos kann ich nicht masturbieren. Das stört mich, vor allem, weil ich immer dreckigere Videos schaue, um zu kommen.«

»Ich schaue Pornos, schäme mich aber dafür. Es zeigt mir ein Bild von mir, das mir nicht gefällt. Doch ich schaffe es nicht ohne.«

»Ich kann einfach nicht ohne sehr gewaltvollen Hardcore-Porno masturbieren, aber ich möchte gern davon wegkommen und wieder etwas Echteres, Instinktiveres finden.«

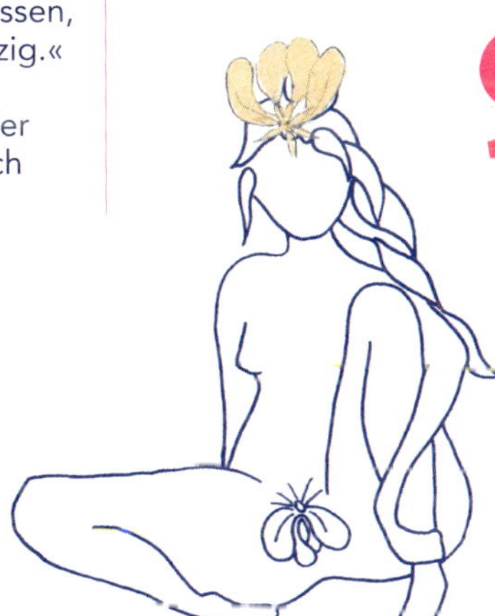

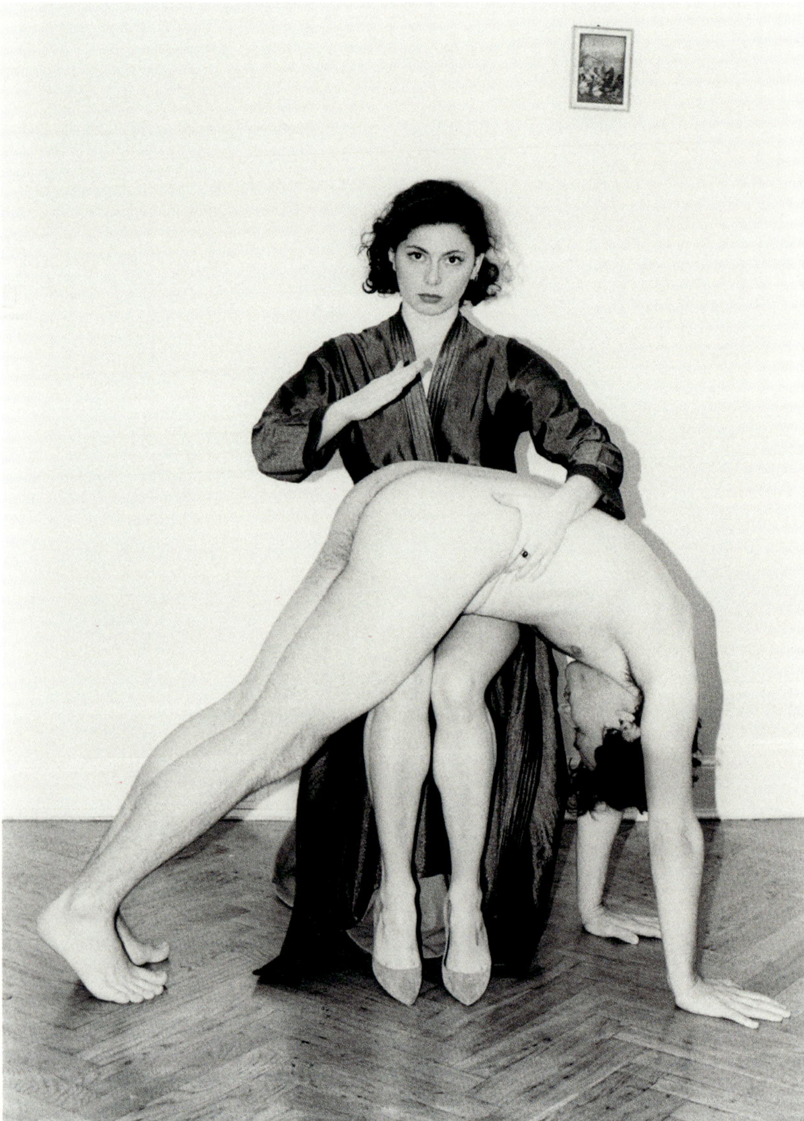

Romy Alizée

Die Fotografin und Sexarbeiterin Romy Alizée (auf der Leinwand Romy Furie) entdeckte die Fotografie als Erotikmodell, ein Beruf, den sie jahrelang ausübte. 2014 entschied sie sich, hinter die Kamera zu wechseln und einen radikaleren Blick auf Nacktheit und Sexualität zu werfen. Ihr Werk ist poetisch und provokant. Sie bricht mit den gängigen Regeln der Pornografie mittels einer Ästhetik, die zugleich Punk und Vintage ist. Zurzeit arbeitet sie an einer Serie mit dem Titel *Histoires de Putes* (Nuttengeschichten), Fotos von Sexarbeiterinnen.

Ihre Arbeiten wurden in Zeitungen und Magazinen wie *Les Inrocks*, *Libération*, *Grazia* und dem *Playboy* abgedruckt, ihr erstes Buch mit Selbstporträts, *Furie*, wurde 2018 (bei Éditions Maria Inc.) veröffentlicht.

“

Es ist 22.22 Uhr. Ich sitze an meinem Schreibtisch, den Hintern bequem auf einem kleinen weißen Kissen, das meinen Rattanstuhl ziert. Ich bin barfuß und habe mich in einen rosafarbenen Satinmorgenmantel gehüllt. Heute Abend muss ich arbeiten. Ich schalte den Computer ein und öffne beiläufig einen Ordner mit meinen letzten Fotografien, eine Mischung von Selbstporträts und Fotos von engen Freund:innen. Darauf sind wir nackt in Positionen zu sehen, die als pornografisch gelten können. Nichts Abnormales. Auch wenn ich an den Anblick all dieser nach Liebe rufenden Körper gewöhnt bin, löst ihre Betrachtung sofort starke Wärme in meinem Körper aus, wachsendes Begehren; ich bekomme Lust, meine rechte Hand in meinen Slip zu schieben und meine Klitoris fest zu streicheln. Meine Wangen werden heiß. Ich schaue weg, mein Blick fällt auf die Wände meines Zimmers. Ein Fehler. Sie sind mit pornografischen Bildern dekoriert, das vergesse ich viel zu oft … Ich schaue wieder auf den Bildschirm. Auf einem Bild posiert meine Freundin L stolz mit der halben Faust in ihrem Geschlecht. Sie fistet sich selbst. Ich finde das sehr erregend. Aber heute Abend muss ich wirklich arbeiten. Wie soll ich mich also entscheiden? Soll ich ein paar Zeilen mit pornografischen Ratschlägen schreiben oder mich zum Höhepunkt bringen? Warum überhaupt entscheiden? Weil ich will, dass ihr euch so hart masturbiert, wie ich es tue, während ich dies schreibe (ja, Multitasking ist eine wertvolle Fähigkeit), habe ich eine Liste erstellt mit dem, was es Heißes im Pornobereich gibt. Ich mag es, wenn ein Porno kreativ ist und wenn er fröhlich ist. Wenn in alle Richtungen gefickt wird. Wenn der Schweiß an den von Zungen, Fingern und Ärschen erregten Körpern hinabläuft. Manchmal werdet ihr aufgefordert, für den Zugang zu einem Film zu zahlen. Vergesst nicht, dass es ein politischer Akt ist, sehr sexy obendrein, für unabhängigen Porno zu zahlen. Unterstützt ihn, und jetzt holt euch einen runter.

”

Romy Alizée

Romy empfiehlt

Produktionsfirmen

- Four Chambers
afourchamberedheart.com
- Carré rose film
carrerosefilms.com
- Ersties / Lustery
ersties.com
lustery.com
- Theow Meow
meow.wtf
- Aorta films
aortafilms.com/about
- Erika Lust films
erikalust.com

Festivals

- Porn Film Festival Berlin
pornfilmfestivalberlin.de
- Festival du film de Fesse
(http://whatthefuckfestparis.fr/
- Festival du film de Fesse
www.lefff.fr
- La Fête du Slip
lafeteduslip.ch/en
- Only Porn
onlypornlyon.tumblr.com

Fun education

- Sex School
sexschoolhub.com/

Regisseurinnen

- Poppy Sanchez
- Emilie Jouvet
emiliejouvet.com
- Laure Giappiconi
lauregiappiconi.com
- Shu Lea Cheang
- Goodyn Green
goodyngreen.com
- Courtney Trouble
courtneytrouble.com
- Monica Stambrini:
Io sono Valentina Nappi
(Dokumentarfilm)

Auch einen Blick oder ein Ohr wert

- Queer-feministisches
Pornografie-Festival Bern
schamlos.be/de
- Sex Tapes
sextapes-podcast.de
- PorYES Feminist Porn Award
poryes.de

Kennt ihr das?

Femtasy

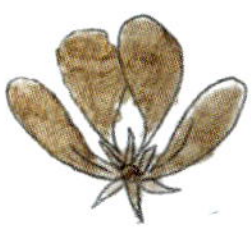

Das Kölner Start-up bietet Audioerotik speziell für Frauen an – und das mit großem Erfolg. Dank der verschiedenen Optionen kann man herausfinden, was einem gefällt und am besten die Fantasie ankurbelt. Allerdings zahlungspflichtig.

Olympe de G.

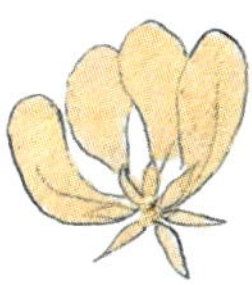

Die französische Regisseurin im Dienste der Sexdarstellung will aus dem Pornokino einen Ort der Diversität und Inklusion machen, wo jede Form der Sexualität ausgedrückt und gezeigt wird.

»Am meisten stört mich die Vereinheitlichung: Körper, Sexszenarien – wenn du immer das Gleiche siehst, wird es zu einer Aufforderung, genau diese Art von Sex zu haben, und dabei kommen Vorstellungskraft und Diversität zu kurz.«

Olympe de G.

Erika Lust

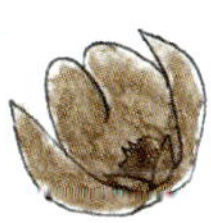

Die Königin des feministischen Pornos ist überall. Sie ist eine der Pionierinnen des Genres. Ihre Filme, die immer sensibler und ästhetischer werden, sind eine Ode an den weiblichen Körper, an die Lust ohne Grenzen, an die namenlose Schönheit. In anderen Worten, wir haben es mit etwas Echtem zu tun, mit Frische, authentisch und für alle und jede.

MUST KNOW

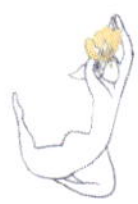

Kennt ihr Audiopornos?

Porno ohne Bilder also.
»Das Auditive schafft sofort Intimität, viel mehr als das Visuelle. Man ist sofort im Fühlen. Ein Eindruck, der durch die Qualität der Tonaufnahme vor Ort verstärkt wird«, erklärt Olympe de G., die auch Audiopornos dreht.

»Ich schaue Gay Porn. Ich finde es sehr erregend, zwei Männer zusammen zu sehen.«

»Ich schaue Pornos, die aber überhaupt nicht feministisch sind. Sondern die schlimmsten. Das erregt mich, aber ich habe gar keine Lust darauf, dass mir das passiert, es bleibt eine Fantasie.«

»Der Pornofilm hat mich stark geprägt. Ich mag es, wenn mein Partner mich dominiert, und ich habe die Fantasie, dass mich jemand fesselt und mir die Augen verbindet.«

»Ich kann ohne Porno nicht mehr masturbieren, und das macht mir Sorgen.«

»Ich mag Pornos mit Gruppensex.«

»Beim Pornoschauen habe ich ein schlechtes Gewissen, weil es mir so vorkommt, als würde ich zur Sünde beitragen.«

»Ich kann mit Pornos nichts anfangen. Ich schaue nie welche, weil es mich zu sehr abstößt und mir eher wehtut als mich erregt. Die Szenen sind einfach zu heftig.«

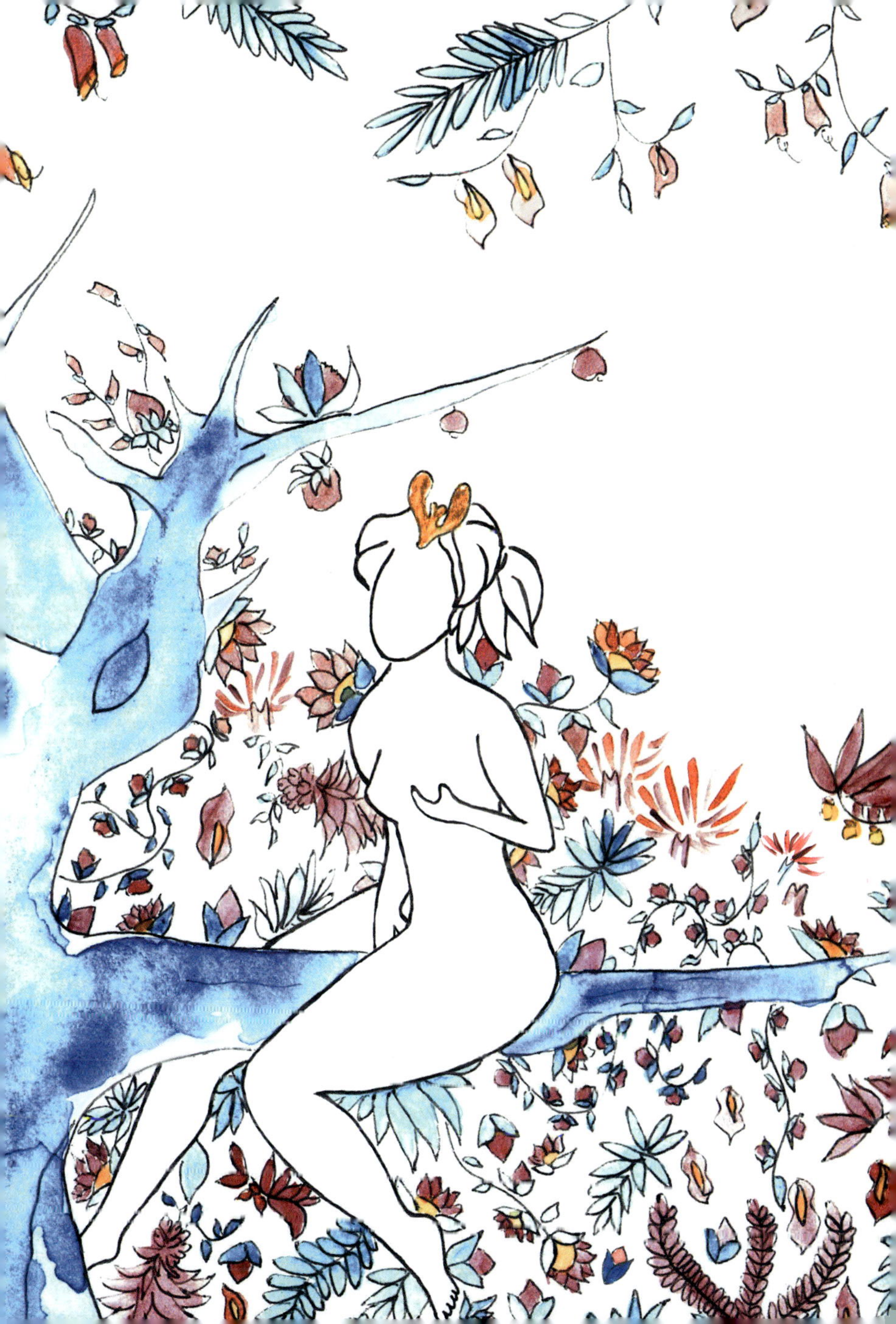

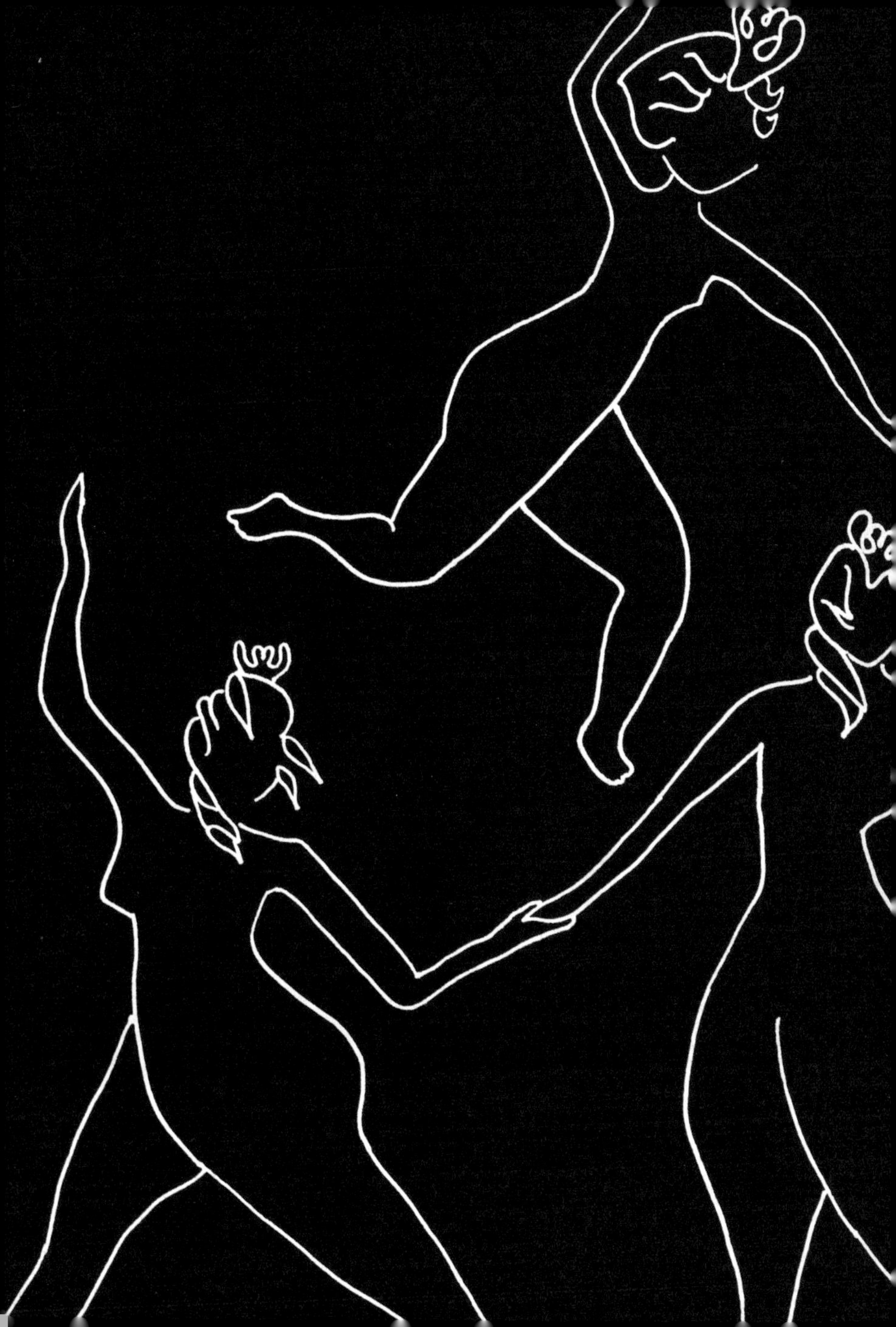

6

ORTE IM INTERNET, DIE UNS GUTES TUN

»Erzwing dein Glück, halte es fest
und geh auf das Risiko zu.
Wenn sie dich so sehen,
werden sie sich daran gewöhnen.«

René Char

@gangduclito

Das ist der Name meines Instagram-Accounts @gangduclito (folgt mir!), über den ich die Tausenden Erfahrungsberichte zur weiblichen Masturbation sammeln konnte, die ihr in diesem Buch wiederfindet.

Ich bin auch auf Twitter: @gangduclito und auf Facebook: @gang du clito

Vielen Dank! 6000 Mal DANKE!

Danke an alle Frauen, die mir dabei geholfen haben, dieses Buch zu schreiben, die mit mir ihre intimsten Erfahrungen geteilt haben, die mir ihr Vertrauen geschenkt haben. Danke an alle, die bei der Verbreitung der Befragung auf Instagram geholfen haben.

Ohne eure Berichte wäre dieses Buch nicht das, was es ist. Dank euch ist dieses Buch das Buch aller Frauen.

MUST KNOW

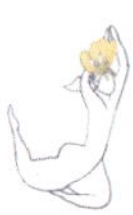

#gangduclito #gangofclito #klitogang

Instagram, ein Instrument der Revolution?

Auf Instagram sind nicht nur Food und Mode zu finden. Es lässt sich nicht leugnen, dass die feministischen Communitys unübersehbar sind, auf dieser Welle surft man im Web, wo es mehr Informationen zur weiblichen Sexualität gibt als in unseren Biologiebüchern. Ich würde sogar sagen, dass die wichtigsten Quellen für Information und guten Einfluss heute vor allem auf Instagram zu finden sind.

Frauen (und auch Männer übrigens) informieren sich im Netz, weil es zu einem wichtigen Instrument für die Verbreitung von feministischen Anliegen geworden ist.

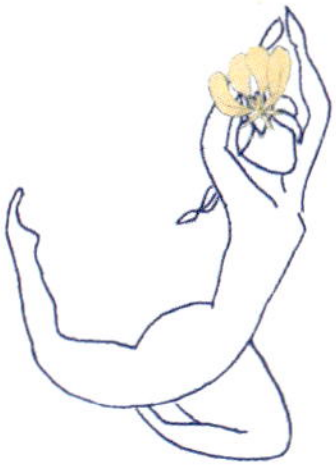

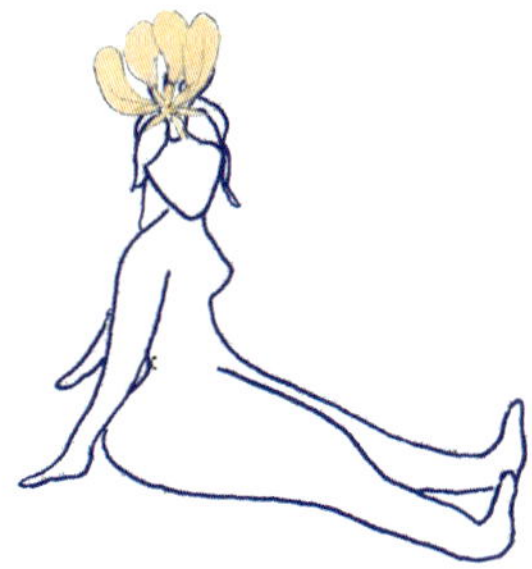

»Ich habe so viele total coole Sachen auf deiner Seite gelesen. Danke! Danke, dass du den Orgasmus dekonstruiert hast, es ist einfach nicht nötig, zu brüllen wie in einem Porno! Danke.«

»Danke! Danke! Ich bin ein großer Fan deines Accounts. Er ist bei Weitem eine der interessantesten Insta-Seiten, die ich je gesehen habe!«

»Ich streichle mich, seit ich elf bin, aber so vieles ist mir noch unbekannt. Du hast mir Türen geöffnet! Ich muss dir wirklich danken für deinen Account, der vielen helfen wird! Mach weiter so!«

»Oh my god! Ich fühle mich nicht mehr allein! Mit 25 finde ich heraus, dass ich nicht allein bin … Danke an die Gang du clito.«

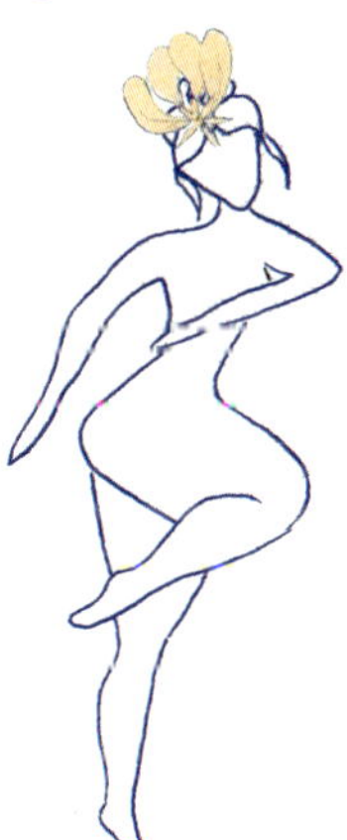

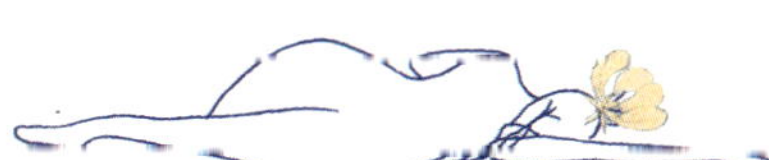

Accounts

@jouissanceclub

Ein gar nicht so privater Club, der sich mit Kreativität im Bett beschäftigt, einem bewussten Umgang mit Sexualität, gegenseitigem Respekt, dem Kennenlernen des eigenen Körpers (weiblich und männlich) und der Lustzonen/-punkte bei sich selbst und anderen. Die Gründerin Jüne Plã fordert dazu auf, sich gegenseitig zuzuhören.

@meet_rosy

Eigentlich eine App rund um Sexualmedizin, die Onlinekurse zu verschiedenen Themen anbietet. Ins Leben gerufen wurde sie von einer amerikanischen Gynäkologin, die insbesondere Frauen mit verminderter Libido Aufklärung und Rat bieten will.

@lvstprinzip

Der Account von Theresa Lachner, die mit Lvstprinzip den größten Sexblog im deutschsprachigen Raum geschaffen hat und dort unverkrampft über ihr Lieblingsthema schreibt. Inzwischen gibt es auch einen Podcast.

@happyvagina.de

Weibliche Sexualität und ein entspanntes Verhältnis zum eigenen Körper ist auch das Thema dieses Blogs. Einfach mal unter dem Stichwort »Selbstbefriedigung« schauen, da finden sich ein paar interessante Artikel.

VAGINA MUSEUM

@vagina_museum

Das erste Vagina-Museum wurde 2017 in London eröffnet, erst in der Form von Pop-ups, seit 2019 hat es eigene Räumlichkeiten. Es zeigt Ausstellungen zu Mythen rund um die Vagina und Menstruation. Auf dem Instagram-Account kann man Darstellungen der Vulva in der bildenden Kunst und vieles mehr entdecken.

@clitorosity

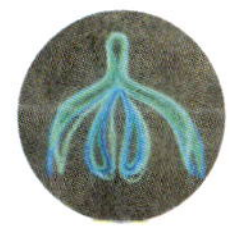

Ein international aktives Street-Art-Kollektiv. Sie malen die Klitoris mit Kreide auf jede Straße, die ihnen in den Weg kommt.

@laprediction

Der Account, der Instagram erotisiert. Die Bilder werden leider regelmäßig von der Plattform zensiert.

@sheisangry

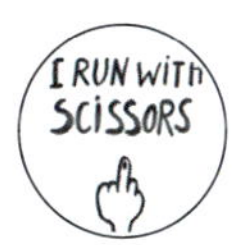

Feministische Zeichnerin aus Paris. Solltet ihr euch nicht entgehen lassen!

@

@Tubandes @Amoursolitaire @nouveauxplaisirs
@petitesluxures @pointdevulves @cacti_magazine
@empoweredbirthproject @violenteviande
@cycleandsex @lesalondesdames @les.intelloes
@cyclique @50_nuances_de_femmes @collectifjunon
@mercibeaucul @cycleandsex @clitrevolution
@trustthegirls_org @natureyonl @clubclitoris
@axelle jah njike @limportante.fr @tasjoui

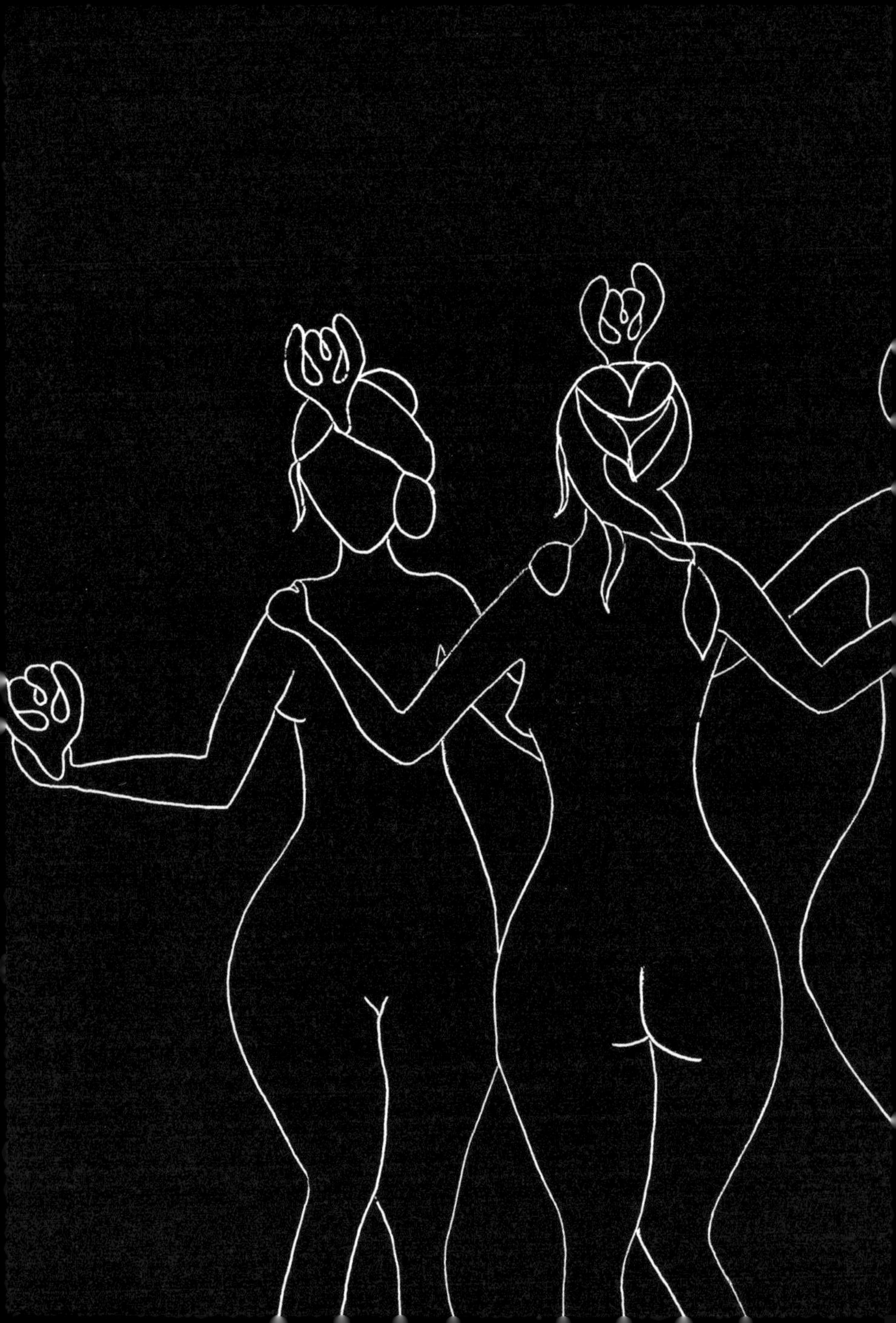

7

ES LEBE DIE KLITORISREVOLUTION!

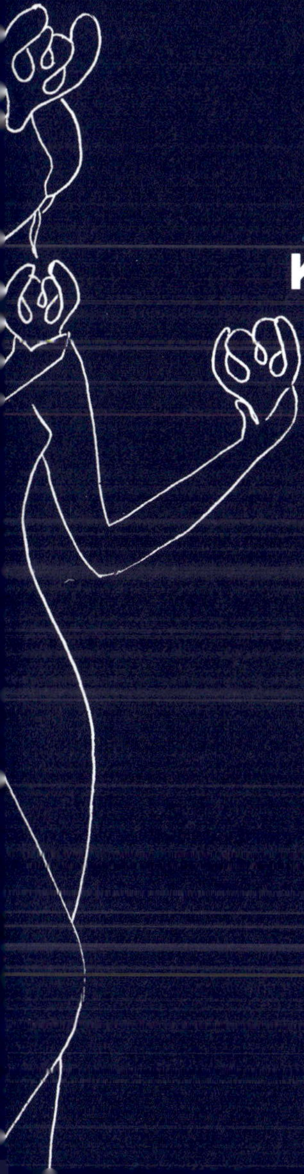

»Wir waren keine Bewegung gegen Männer, sondern eine Bewegung für Frauen. Wir waren jedoch gegen Misogynie, die sowohl bei Männern als auch bei Frauen vorkommt.«

Antoinette Fouqué

It’s not a bretzel

Die Idee von »It’s not a bretzel« entstand aus einer schrecklichen Feststellung: Die meisten Leuten haben von der Klitoris keine Ahnung. Obwohl sie ein universelles Symbol der weiblichen Lust ist, wird sie zu oft beschnitten oder vergessen. Also hat die Gang du Clito zum Weltfrauentag einen allgemeinen Aufruf gestartet, um Wände und ganze Stadtviertel mit Klitoris-Abbildungen zu plakatieren.

Diese Kampagne zur öffentlichen Bildung hat sich schnell über Paris hinaus verbreitet, und die Plakate wurden in ganz Frankreich aufgehängt. Sie reisten sogar bis hinter die Landesgrenzen und fanden sich in den Straßen von Belgien, der Schweiz, Italien und Spanien wieder … Sogar in Mexiko und Chile hingen welche!

Die Kampagnenplakate könnt ihr kostenlos auf **itsnotabretzel.com** herunterladen.

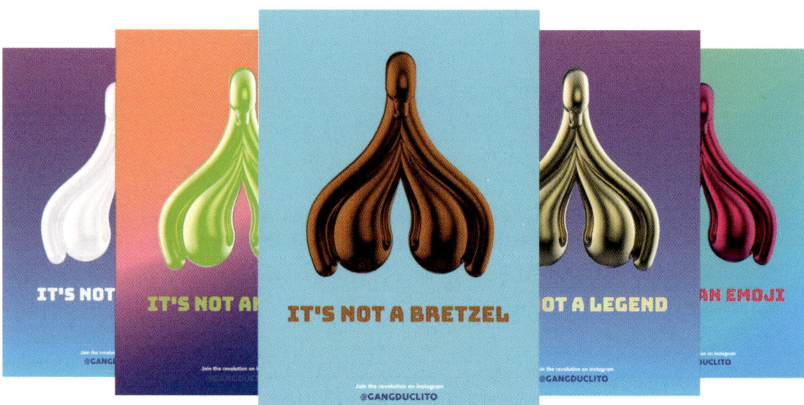
IT'S NOT
IT'S NOT A
IT'S NOT A BRETZEL
Join the revolution on instagram
@GANGDUCLITO
OT A LEGEND
AN EMOJI

Wie noch weiter gehen?

Wir haben eine Petition gestartet, um die Aufnahme der Klitoris in alle Schulbiologiebücher zu erwirken. Ihr könnt sie nach wie vor auf **change.org/itsnotabretzel** unterschreiben.

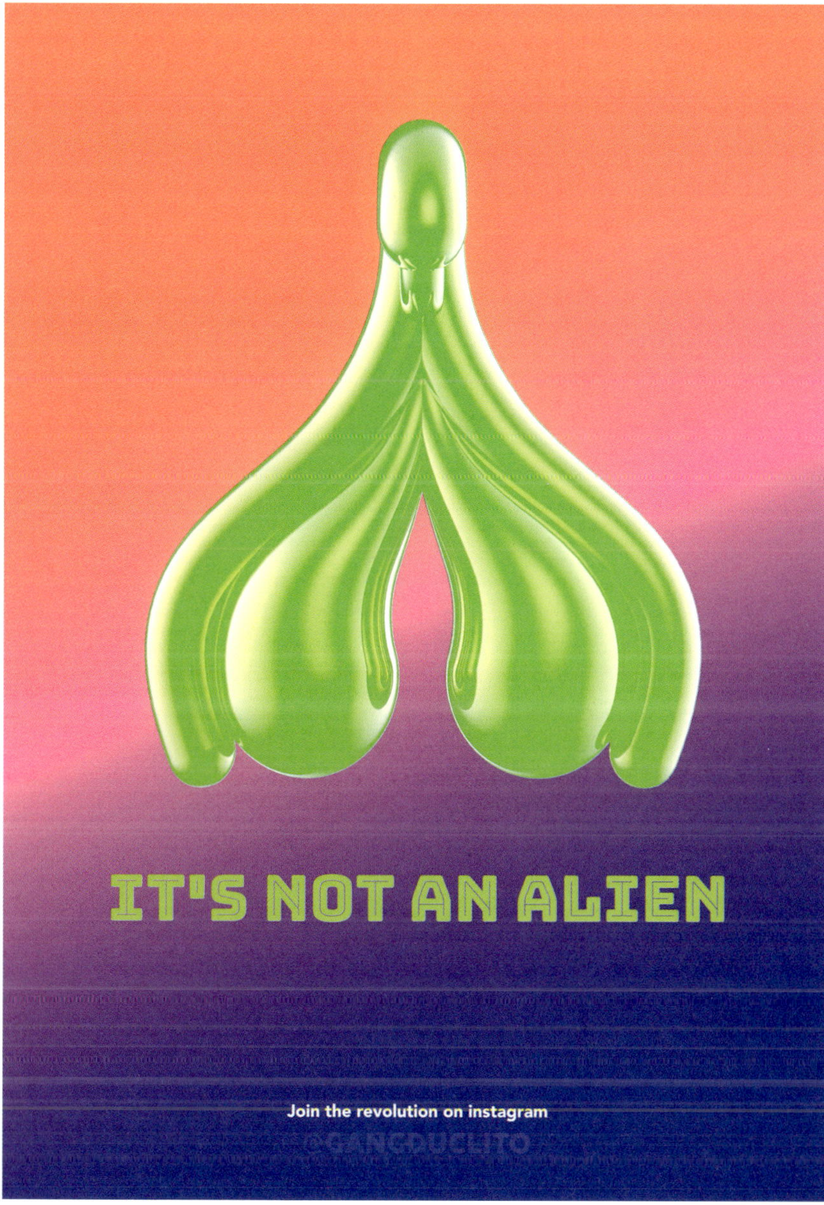
IT'S NOT AN ALIEN
Join the revolution on instagram
@GANGDUCLITO

Für eine Vermittlung der Klitoris in allen Biologiebüchern

Lasst euch dazu inspirieren, in eurem Land die Verlage dazu anzuspornen, die Klitoris in allen Biologiebüchern richtig darzustellen.

Aufruf in der Presse, 8. März 2019[10]

Die Klitoris ist ein Organ, das für das Sexualempfinden der Frau essenziell ist, doch in den Schulbüchern wird sie weiterhin oft weggelassen oder verkürzt dargestellt. Einem Bericht des Ausschusses für Gleichberechtigung zum Thema Sexualerziehung vom Juni 2016 zufolge wissen ein Viertel der 15-jährigen Französinnen nicht, dass sie eine Klitoris haben, und 83 Prozent von ihnen kennen ihre erogene Funktion nicht. 53 Prozent sind dagegen imstande, das männliche Geschlecht darzustellen.

Diese Unwissenheit ist keine Überraschung! In Frankreich wird der Körper der Frau nie oder nur selten vollständig und richtig in dem Unterrichtsmaterial, das den Lehrkräften zur Verfügung steht, dargestellt. 2019 gab ein einziges Biologieschulbuch von acht die Klitoris korrekt wieder. Die sieben anderen Verlage haben ihre veralteten Abbildungen aus den Lehrbüchern des Vorjahrs übernommen. Darauf werden die Vulva und der innenliegende Teil der Klitoris nie vollständig gezeigt, obwohl die Klitoris um die zehn Zentimeter groß ist! Nur der äußere Teil, die Eichel, ist zu sehen.

Wir müssen den sexuellen Analphabetismus bekämpfen, denn es handelt sich um eine Frage der Gleichberechtigung! Das Genital der Frau ist weder tabu noch ein Grund, sich zu schämen. Die nächsten Generationen müssen endlich lernen, wie es aufgebaut ist. Vor allem müssen sie wissen, wo die Klitoris liegt und wie sie aussieht – das Organ, das die wichtigste Quelle für das Sexualempfinden der Frau ist, genauso wie der Penis beim Mann. Das ist eine grundlegende Bedingung für eine gleichberechtigte Behandlung der beiden Geschlechter im Bildungswesen, und abgesehen von den praktischen Aspekten hat dies auch eine symbolische Wirkung. Die Auffassung, die Vagina wäre das Gegenstück zum Penis und nicht die Klitoris, ist ein Irrtum, der zu dem Irrglauben führt, Frauen hätten kein Lustorgan.

Die Anerkennung der Klitoris ermöglicht es also aus dem Schema auszubrechen, das besagt, Frauen seien sexuell in einer passiven oder nur reaktiven Position. Männliche und weibliche Sexualität gleichwertig zu behandeln, bedeutet, die Basis zu schaffen für eine Sexualität, bei der beide Partner (in einer heterosexuellen Beziehung) gleich wichtig sind und etwas zu sagen haben und in der Frauen nicht systematisch zum Objekt degradiert werden, sondern Akteurinnen ihrer eigenen Sexualität sind.

10. »Égalité femmes-hommes: ›Nous devons lutter contre l'analphabétisme sexuel‹«, abgedruckt in *Le Monde*, 8.3.2019.

Über die Klitoris und die weibliche Lust zu sprechen, bedeutet auch, sich dem Kampf gegen die Rape-Culture anzuschließen. Wenn man nur über männliche Lust spricht und die weibliche Lust tabuisiert oder sie auf eine Gehirnaktivität reduziert, fördert man die Darstellung einer dominierenden und offensichtlichen männlichen Lust, während die der Frauen zweitrangig, entbehrlich, geradezu inexistent erscheint.

Das Wissen, dass die gesamte Menschheit mit einem ähnlichen Organ ausgestattet ist, bestehend aus erektilem Gewebe, das bei jedem auf die gleiche Weise funktioniert, hilft auch dabei, sich von der Zweiteilung der Menschheit zu lösen, die nicht der biologischen Realität entspricht und die Illusion schafft, Männer und Frauen wären radikal verschieden.

Die Klitoris als vollwertiges Lustorgan anzuerkennen, bedeutet auch, die Tragweite der Genitalverstümmelungen zu bemessen, die die weibliche Lust zerstören. Es werden immer noch weltweit Beschneidungen vorgenommen. Die WHO schätzt die Zahl derjenigen, die jedes Jahr innerhalb der Europäischen Union dem Risiko einer Beschneidung ausgesetzt sind, auf 180.000, das INED (*Institut national d'études démografiques* / Französische Nationalbehörde für demografische Studien) ermittelte, dass Anfang der 2010er-Jahre in Frankreich 125.000 beschnittene Personen lebten.

Es geht immer noch darum, eine der Bastionen des Patriarchats zu stürmen: die Anerkennung der Klitoris als weibliches Lustorgan, so wie der Penis als Lustorgan des Mannes anerkannt wird. Daher appellieren wir an die französische Staatssekretärin Marlène Schiappa, die vom Premierminister mit der Gleichstellung von Mann und Frau und der Bekämpfung von Diskriminierung betraut wurde, und den Minister für Nationale Bildung, Jean-Michel Blanquer: Wir fordern sie auf, nicht zu akzeptieren, dass den französischen Schüler:innen im 21. Jahrhundert und unter einer Regierung, die die Gleichstellung zu einem der obersten nationalen Ziele erklärt hat, eine Sexualerziehung vorenthalten wird, bei der Klitoris und Penis gleichwertiger Teil eines Lehrplans sind, die Frauen und Männer somit als in allen Punkten gleichberechtigt ansieht.

Weil wir überzeugt sind, dass wir nur durch Bildung unsere Einstellung ändern und unsere Vorstellungskraft transformieren, fordern wir dazu auf, dass die Klitoris im naturwissenschaftlichen Unterrichtsmaterial explizit erwähnt wird und die Lehrkräfte eine solide Ausbildung erhalten, die eine Sexuallehre ohne Tabus und Zensur ermöglicht.

Auf Initiative von:
LES ATELIERS DU FÉMINISME POPULAIRE: Bouchera Azzouz und Ouarda Sadoudi – Instagram: GANG DU CLITO, Gründerin Julia Pietri – Axelle Jah Njiké: Autorin und Aktivistin, Geschäftsführerin bei GAMS

Mit der Hilfe von:
Collectif les chaudières – CACTI MAGAZINE: Claudia Bortolino & Camille Dochez – @CLITEREVOLUTION: Sarah Constantin & Elvire Duvelle – @JEMENBATSLECLITO: Camille Aumont Carnel – @JOUISSANCECLUB – @LAPREDICTION – @LIMPORTANTE: Sacha Posternak und Lonia Posternak – @SHEISANGRY: Lauren Villers – @TASJOUI: Dora Moutot

Oh my god yes!

Eine Website für Erwachsene, die sich auf wissenschaftlicher Basis der weiblichen Lust widmet. Sie vermittelt ehrlich und lehrreich, wie wir unser Lustempfinden steigern und warum wir es tun sollten.
Omgyes.com

The Vulva Gallery

Vergesst nicht, dass es keine Standard-Klitoris gibt. Wie unsere Vulven sind auch unsere Klitoris verschieden. Der Instagram-Account @The.vulva.gallery zeigt mehr als 800 Vulven, um die anatomische Diversität zu zeigen.
thevulvagallery.com

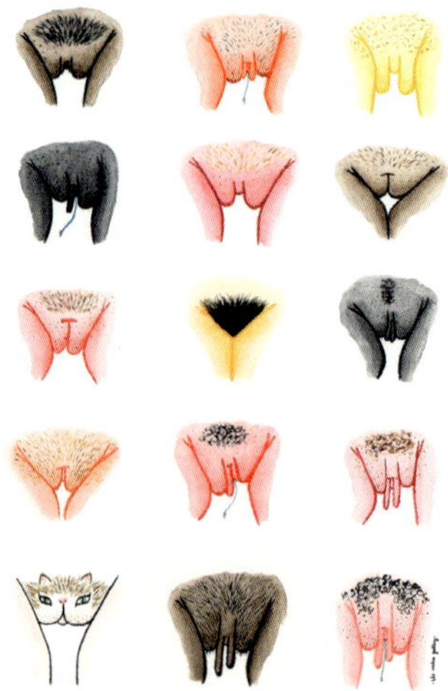

Instagram
@The.vulva.gallery

Glitterclit

Glitzernde Stoffklitoris »für die sexuelle Bildung, die Förderung der Sichtbarkeit oder einfach nur zum Schmusen«. Glitterclit bieten auch Workshops an, bei denen man nicht nur die Anatomie von Vulva, Vagina und Klitoris besser kennenlernt, sondern auch, wie man sie zeichnen kann, damit an Schultoiletten und anderen Wänden endlich nicht mehr nur Penisse zu sehen sind.
glitterclit.com Instagram: @glitterclit_

Paradiesische Onanie

Onanie ist eine narzisstische Leidenschaft:
Freude, die man sich selbst gibt!
Die sinnliche und romantische Kraft
Ätherischer Orgasmen, wenn man sich selbst liebt.
Onanie ist die Romantik der Stunden allein:
Erstaunliche Euphorie, die man sich schenkt!
Onanie tröstet im harten Single-Dasein:
Körperliche Freuden, die man kennt!
Sich lieben, mit dem eigenen Körper intim sein,
die eigene Nacktheit entdecken!
Sich lieben, sich lieben, sich noch mehr genießen,
die eigene Sinnlichkeit schmecken!
Sammelt Freude, Liebe und wilde Passion,
Romanzen und ekstatische Fantasie
In den goldenen Gärten der Masturbation,
Im Eden der paradiesischen Onanie!

Gedicht von Fia Maureen Kakou

Instagram
@Lesmotsdefia

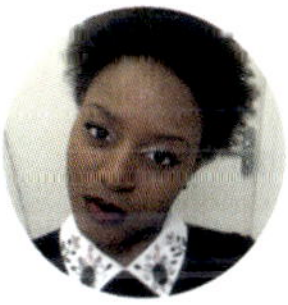

Behind The White Rainbow

La Fleuj ist ein xenomorpher autodidaktischer Plastiker, der mit verschiedenen Kunstformen wie Malerei, Bildhauerei, Video und mit Spezialeffektschminke arbeitet. In seiner Serie mit dem Titel *She Live* liegt der Wunsch, das Reale und das Imaginäre nebeneinander bestehen zu lassen. Alles zielt auf die Bewegung durch den Rahmen hindurch, wie eine Einladung, in den Intimbereich einzudringen.

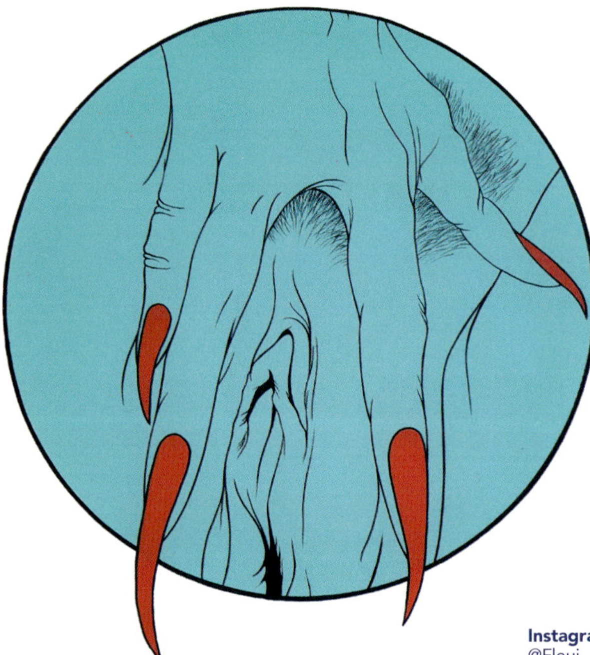

Instagram
@Fleuj

Kennt ihr Musik, die die weibliche Masturbation feiert?

In Frankreich gab es zuletzt die Gruppe Bagarre und ihren Song *Diamond* (2018). In Deutschland sorgte 2021 das Musikvideo zu *Peppermint* von Luciano für Aufsehen: Darin ist eine masturbierende Frau zu sehen, und auch wenn der Rapper ein Mann ist, so wurde das Video von dem rein weiblichen Kollektiv Female Force produziert, das Videoproduzentinnen in der Hip-Hop-Branche stärkt.

- Cyndi Lauper - She Bop
- Lady Gaga - Sexxx Dreams
- Pink - Fingers
- Britney Spears - Touch Of My Hand
- The Pussycat Dolls - I Don't Need A Man
- Nicki Minaj - Feeling Myself
- Macy Gray - B-O-B
- FKA twigs - Kicks

MarsL

Mit Kunst kann man gut gegen Ignoranz ankämpfen. Da die Klitoris so selten gezeigt wird, wollen wir Abhilfe schaffen, indem wir das Organ überall auf den Straßen ausstellen. Ihm Platz im öffentlichen Raum verschaffen, damit man es nicht mehr ignoriert. Denn erst wenn man seinen Körper kennt, kann man ihn sich aneignen und ihn respektieren. Wir haben in unsere Abbildungen Kunstwerke aufgenommen, die im Gegensatz zur Klitoris überrepräsentiert sind. Sie ziehen die Blicke auf sich, dabei ist der Klitoris-Rahmen ist nicht mehr nur dekorativ – er verschmilzt mit dem Gemälde und rückt so ebenfalls ins Zentrum der Aufmerksamkeit. Die Klitoris wird gesehen und erkannt und kann sich so mit ihrer Schönheit brüsten.

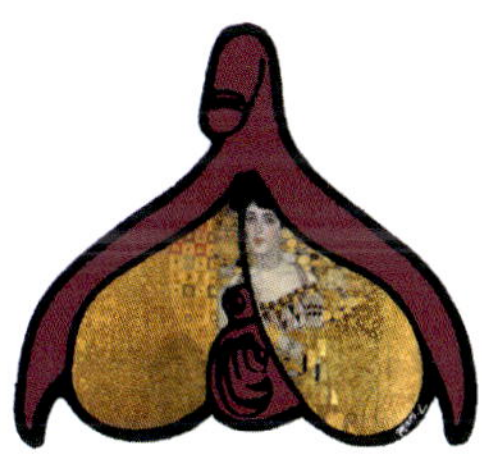

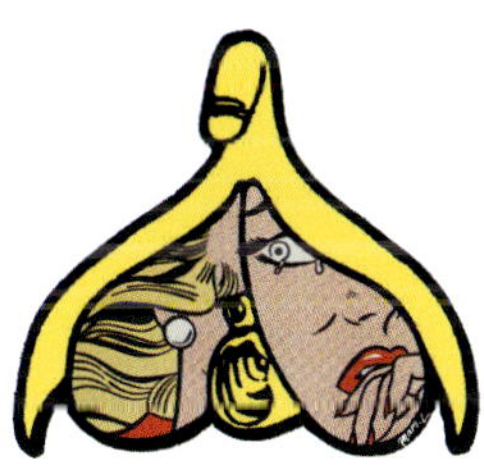

Instagram
@marsl_clito

Zur Autorin

Julia Pietri ist eine feministische Künstlerin. Sie sieht sich als »Pop-Feministin«, die den Herausforderungen der Gleichberechtigung von Mann und Frau mit Popkultur begegnet, um die Werte des Feminismus möglichst vielen Menschen zu vermitteln.

Sie ist Gründerin des erfolgreichen Instagram-Accounts @gangduclito. Sie ist zudem Initiatorin der Kampagnen »Merci Simone« (2018) und »It´s not a bretzel« (2019).

Le petit guide de la masturbation féminine, das Original des vorliegenden Buches, wurde in Frankreich zum Bestseller. Außerdem ist sie Autorin von *On ne naît pas féministe, on le devient* (Man wird nicht als Feministin geboren), Éditions Leduc, 2020.

2018 hat sie ihren eigenen Verlag Better Call Julia gegründet, in dem sie auch die beiden von ihr verfassten Kinderbücher, *La grande princesse* und *Le petit guide de la foufoune sexuelle*, herausgebracht hat

Website: juliapietri.com

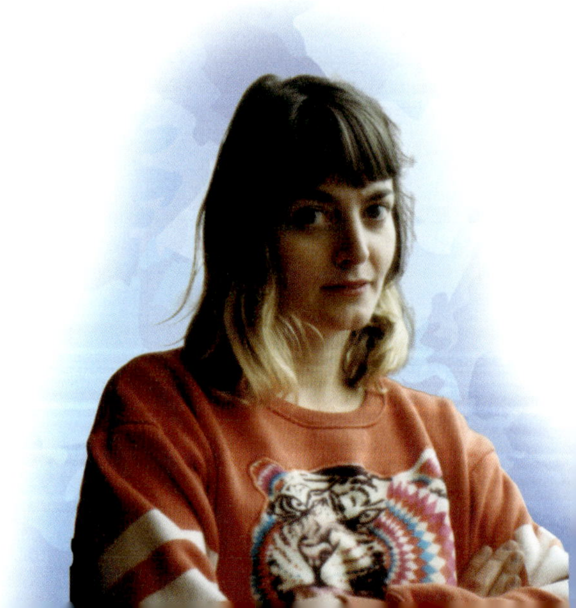

Foto: Céline Bischoff

Zu den Illustratorinnen

Ich hatte das Glück, mit zwei genialen Künstlerinnen zusammenzuarbeiten, ohne die dieses Buch weder Bilder noch Farbe hätte. Ein riesiges Dankeschön für ihren poetischen Beitrag geht an Gwladys Le Roy und Jüne Pla.

Gwladys Le Roy

In ihren Projekten und Werken, die für gewöhnlich Gezeichnetes mit Gemaltem und Gouache mit Aquarell vermischen, möchte sie Frauen ihre Weiblichkeit zeigen und ihr Recht auf Sinnlichkeit stärken.

Sie begeistert sich für Kurven und Körper, und sie feiert die Natur, aus der sie ihre Inspiration zieht. In traumartigen Bildern gibt sie der natürlichen Schönheit und der Freiheit eine Gestalt.

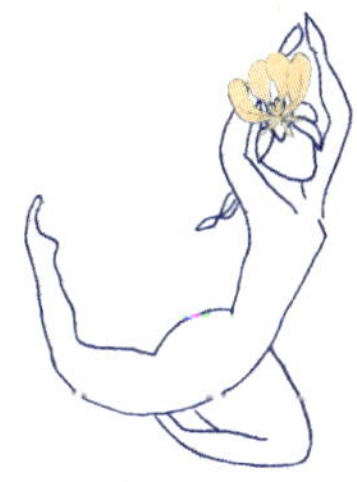

Instagram
@Gwladys_le_roy

Jouissance Club

Ich heiße Jüne und komme aus Marseille. Da ich immer schon gern gezeichnet habe und von meiner Familie dazu ermutigt wurde, kam ich früh auf die Idee, Kunst zu studieren. Nach einem Abschluss in Angewandter Kunst und vier Jahren an der renommierten École d'art supérieure Emile Cohl in Lyon hatte ich eigentlich vor, Character-Designerin für Zeichentrickfilme zu werden, aber der Zufall wollte es anders, und ich landete in einer Pariser Werbeagentur. Da das leider ein Scheißberuf ist, habe ich mir mit 35 Jahren endlich meinen Traum erfüllt und arbeite inzwischen als Character-Designerin für Videospiele in Lyon. Als Selbstständige habe ich große Freiheiten und kann viel Zeit für meine persönlichen Projekte wie den Jouissance Club aufwenden, und das ist unbezahlbar!

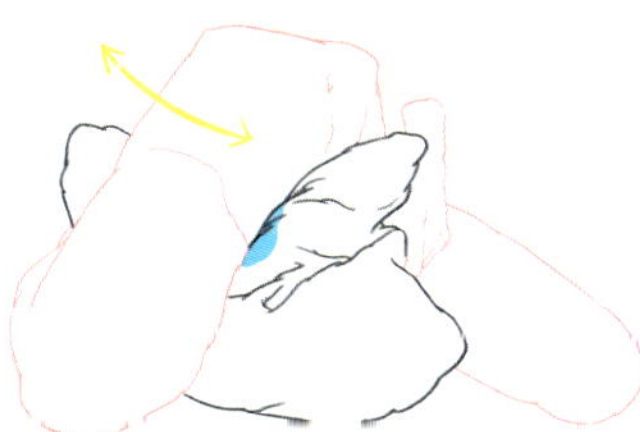

Tumblr
jouissanceclub.tumblr.com

Instagram
@jouissance.club

Möge die Revolution beginnen!

Das ist erst der Anfang! Wir alle müssen die Botschaft weitertragen. Wir müssen sie an unsere Mütter, an unsere Töchter, an unsere Freundinnen und Freunde, auch an unsere Liebhaber und Liebhaberinnen weitergeben: Wir müssen sprechen und kommunizieren, um die weibliche Sexualität zu emanzipieren. Dieses Buch muss in die Hände aller jungen Frauen und Männer gelegt werden! #weitersagen

Wir müssen wieder die Kontrolle über unsere Sexualität gewinnen. Wir müssen unser Recht auf gleichberechtigte Sexualerziehung einfordern, damit die kommenden Generationen informiert werden. Damit wir die gleiche medizinische Expertise bekommen. Auch wir haben das Recht darauf, dass unser Genital untersucht, behandelt, geheilt wird.

Wir müssen gegen den sexuellen Analphabetismus kämpfen, es geht um Gleichberechtigung! Das Genital der Frau ist weder ein Tabu noch ein Grund, sich zu schämen! Um Odile Fillod zu zitieren: »Die Auffassung, die Vagina wäre das Gegenstück zum Penis und nicht die Klitoris, ist ein Irrtum, der zu dem Irrglauben führt, Frauen hätten kein Lustorgan.«

Das Tabu, mit dem die weibliche Masturbation belegt ist, zu brechen, bedeutet, das weibliche Geschlecht zu befreien. Und das wiederum bedeutet, der Rape-Culture etwas entgegenzusetzen. Wenn man nur über männliche Lust spricht und die weibliche Lust tabuisiert oder sie auf eine Gehirnaktivität reduziert, fördert man die Darstellung einer dominierenden und offensichtlichen männlichen Lust, während die der Frauen zweitrangig, entbehrlich, geradezu inexistent erscheint.

Die Klitoris als vollwertiges Lustorgan anzuerkennen, bedeutet auch, die Tragweite der Genitalverstümmelungen zu bemessen, die die weibliche Lust zerstören. Es werden immer noch weltweit Beschneidungen vorgenommen. Beschädigungen der Klitoris sind eine Waffe zur Unterdrückung der Frau. Deshalb ist unser Genital politisch.

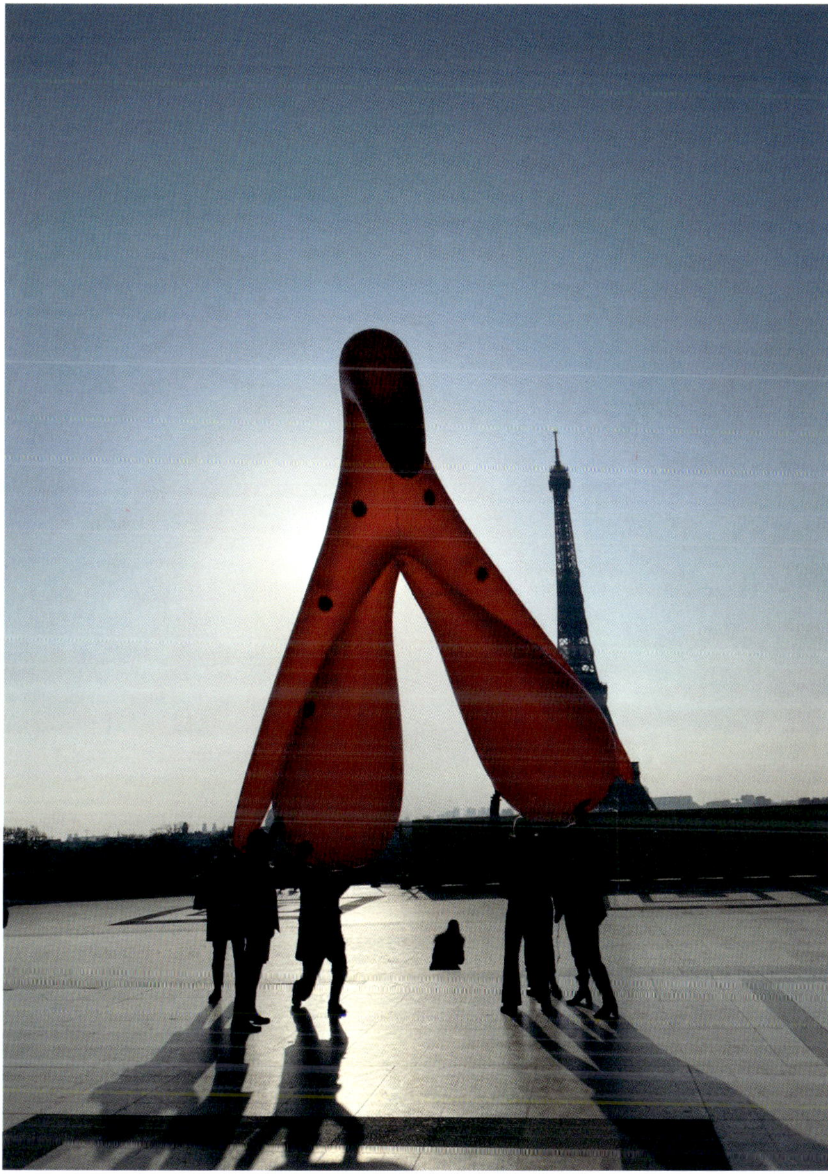

8. März 2021: Julia Pietri stellt auf der Place du Trocadéro in Paris eine riesige Klitoris auf, um sexuellen Analphabetismus anzuprangern.

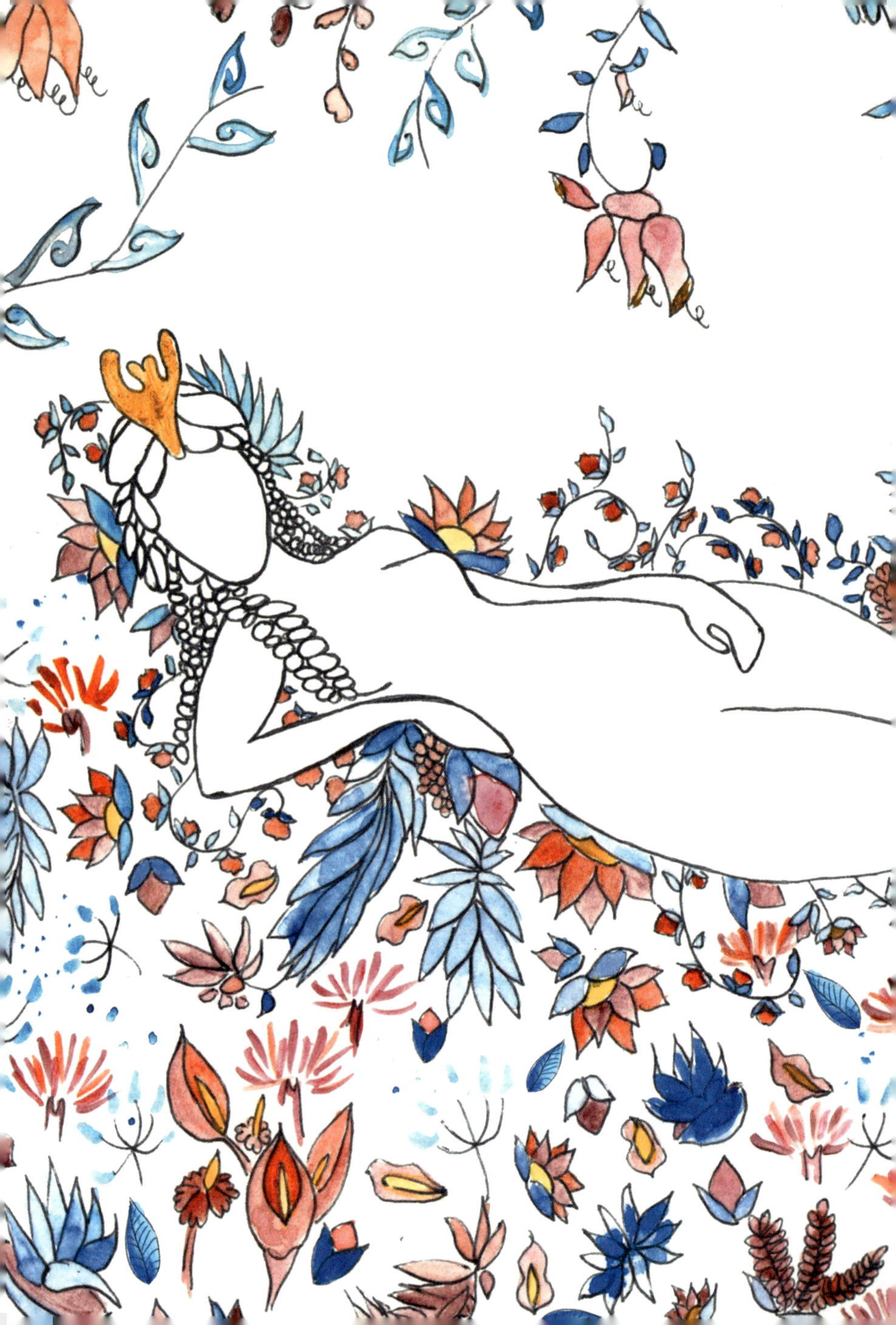

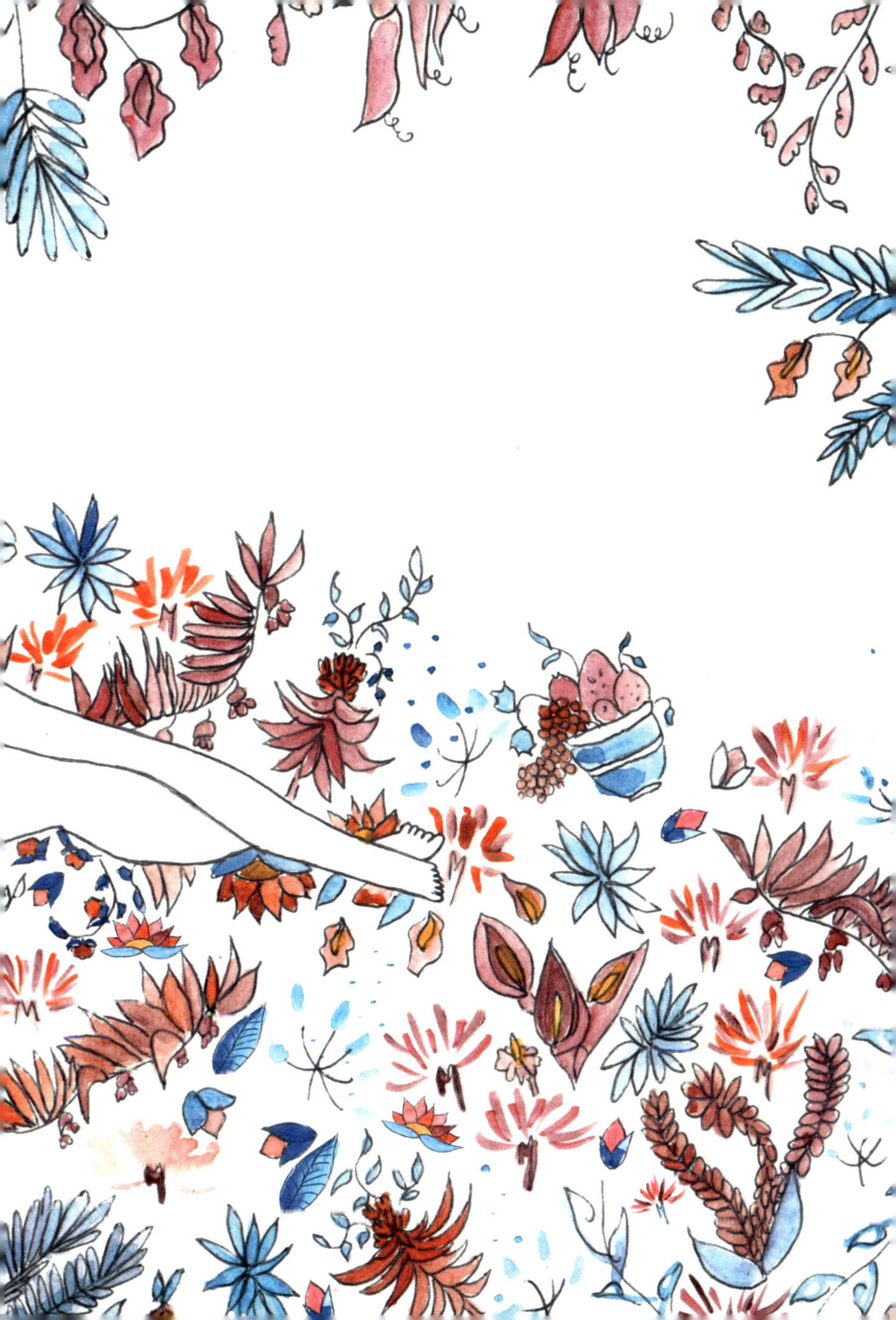

Bildnachweise

S. 17, 39, 77, 111, 119, 140–141: Illustrationen von Gwladys Le Roy
S. 35: »Who rules the world? Girls!«, Aquarell, Caroline Pietri, 2018
S. 47: Teddy Bear © Alex Hartmann
S. 55: Fotografie Marie Bonapartes von Edmond Blanc (Marie Bonapartes Onkel mütterlicherseits), 20.8.1905
S. 58: Venus von Urbino, Tizian 1538
S. 59: Albert Moll, *Handbuch der Sexualwissenschaften*, 1921, sowie ein Ausschnitt aus *Onania: or, the heinous sin of self-pollution*, Pamphlet von 1723, unbekannter Autor
S. 72: © Clit'info (http://bit.ly/Clit_info), mit freundlicher Genehmigung von Odile Fillod
S. 95, 96, 99, 100, 101, 102, 103, 105, 107: Illustrationen von Jouissance Club
S. 114: © Romy Alizée
S. 134: Street-Art-Gemälde aus dem Werk Behind The White Rainbow, ausgestellt im DéDaLe in Vannes. Acryl auf Mauer – Serie *She Live* – Foto: © Chloé Lefèvre, 2018

Quellennachweise

S. 10: Simone Veil, mündliches Zitat aus der franko-kanadischen TV-Serie *L'encyclopédie de la création* (Contact TV)
S. 15: Anaïs Nin, *Das Leben in seiner größten Intensität. Tagebücher 1931–1934.* Übersetzer: Herbert Zand. Nymphenburger Verlag 2002
S. 43: Oprah Winfrey, eines der »Zehn Gebote«, die sie 1989 vor der American Woman's Economic Development Corporation ausführte
S. 53: Anne Koedt, »Le mythe de l'orgasme vaginal«, in: *Nouvelles Questions Féministes* 2010/3 (Vol. 29), S. 14–22
S. 57: Ernst Klett Verlag GmbH
S. 121: René Char, *Les Matinaux.* Gallimard 1950
S. 127: Antoinette Fouque, *Génésique: Féminologie III.* Éditions des femmes 2012

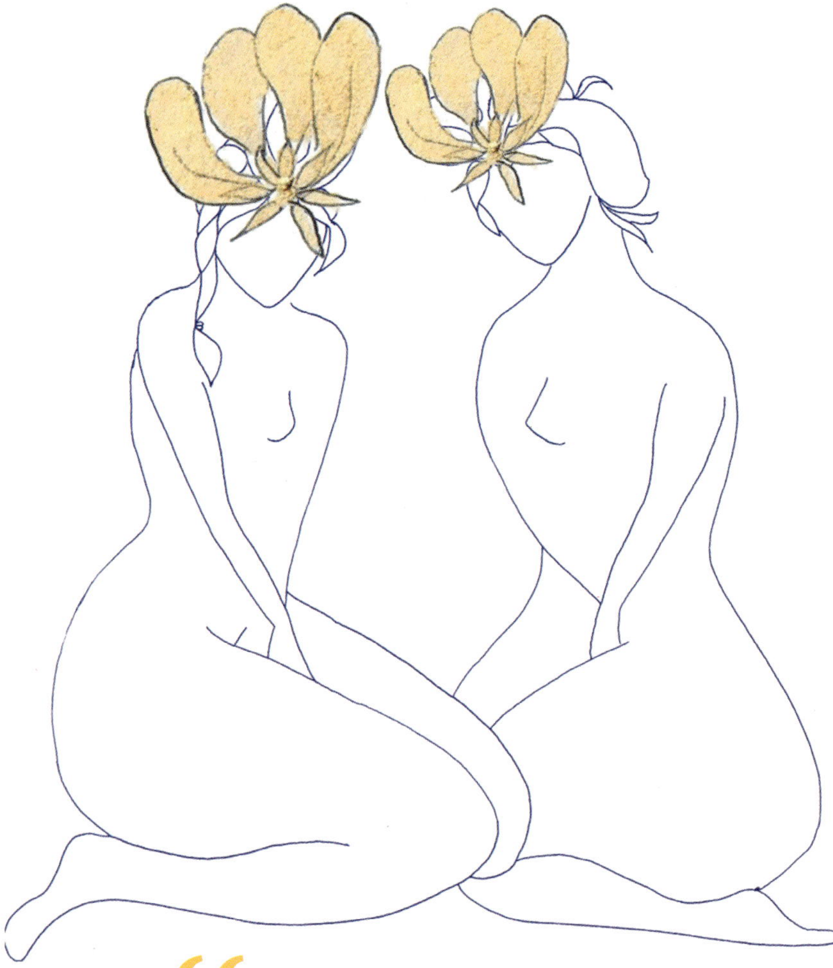

“ MASTURBATION IST
FÜR DAS MENSCHLICHE
GLEICHGEWICHT
GENAUSO NOTWENDIG WIE
GEMEINSAMER SEX. ”